Klessmann & Klessmann

Heiliges Fasten – heilloses Fressen

Edda Klessmann und
Horst-Alfred Klessmann

Heiliges Fasten – heilloses Fressen

Die Angst der Magersüchtigen vor dem Mittelmaß

2., korrigierte und ergänzte Auflage

Verlag Hans Huber
Bern Stuttgart Toronto

Für die Erlaubnis zur Reproduktion des Gemäldes «Küchenszene mit Einladung der Armen» von Pieter Cornelisz van Ryck danken die Autoren und der Verlag dem Herzog Anton Ulrich-Museum in Braunschweig.

CIP-Titelaufnahme der Deutschen Bibliothek

Klessmann, Edda:
Heiliges Fasten – heilloses Fressen : die Angst der Magersüchtigen vor dem Mittelmass / Edda Klessmann u. Horst-Alfred Klessmann. – 2., korr. u. erg. Aufl. – Bern ; Stuttgart ; Toronto : Huber, 1990
ISBN 3-456-81919-6
NE: Klessmann, Horst-Alfred:

2., korrigierte und ergänzte Auflage 1990

Gesamtherstellung: Hieronymus Mühlberger GmbH, Gersthofen
Printed in Germany

Vorwort

Der Büchermarkt scheint mit Magersuchtliteratur, sowohl fach- als auch populärwissenschaftlicher Art, übersättigt zu sein. Dennoch haben wir den Eindruck, daß ein Buch für «Praktiker» fehlt, da uns bei Seminaren oder Vorträgen immer wieder ein großer Informationsbedarf auffällt. Zugleich erleben wir im ambulanten Bereich ständig zunehmende, oft vergebliche Anfragen nach einem «Therapieplatz».

Die Adressaten des Buches sehen wir demnach in erster Linie unter behandlungsbereiten, aber noch unerfahrenen Therapeuten im ambulanten Sektor. Wir denken aber auch an das nähere und weitere Umfeld der Betroffenen, an die vielen «hilflosen Helfer» am Rande des Geschehens. Das Problem, einen breiter gestreuten Leserkreis zu erreichen, hoffen wir mit der allgemein-verständlichen «Sprache der Bilder» wenigstens in einigen Kapiteln gelöst zu haben. Wir denken, daß die Passagen über Katathymes Bilderleben nicht nur für KB-Therapeuten nützlich sein, sondern auch denen zu einem ergänzenden Verständnis verhelfen könnten, die andere Methoden bevorzugen oder die sich nur theoretisch orientieren wollen.

Wenn irgend möglich haben wir die Betroffenen selber zitiert. Sichtende und erklärende Kommentare wurden dann in einer für unser Handeln wesentlichen Richtung zusammengefaßt. Das beinhaltet die Gefahr der Verengung und Vereinfachung des Blickfeldes; aber es hat auch den Vorzug, daß man sich im Gestrüpp der magersüchtigen Doppeldeutigkeiten nicht allzu sehr verliert.

Der Titel «Heiliges Fasten – heilloses Fressen» wurde ursprünglich für eine Vortragsreihe der Lübecker Psychotherapietage 1984 konzipiert; dort wurden die konträren Aspekte getrennt referiert. Die damalige «Spaltung» des Themas möchten wir mit diesem Buch aufheben, da wir die Verhaltensweisen von Anorexie und Bulimie als jeweilige Endpunkte auf einer gemeinsamen, übergeordneten Skala sehen.

Mit dem Untertitel «Die Angst vor dem Mittelmaß» mündet das Thema in das theoretische Fundament der Narzißmuskonzepte ein. Wir haben dabei besonders die Polaritäten grenzenlose Abhängigkeit versus illusionäre Autonomie fokussiert, die u. E. aus einem umfassenden familiären und soziokulturellen Kontext verständlicher werden können.

Der letzte Abschnitt über ambulante Behandlungsmöglichkeiten berichtet von den Chancen, das von uns als Mittelmaß apostrophierte Therapieziel zu erreichen, aber auch von großen Ängsten und Widerständen, d. h. auch von den Schwierigkeiten und Grenzen unseres eigenen Tuns. Wir hoffen dennoch, daß das Buch diejenigen zu Aktivitäten dieser oder anderer Art anregen möge, welche bisher gezögert haben, sich auf eine Behandlung von Magersüchtigen einzulassen.

Danksagung

Unser Dank gilt vorrangig den eigentlich Betroffenen, die uns ihre sehr persönlichen bildlichen und wörtlichen Aussagen anvertraut haben. Wir beziehen aber auch diejenigen ein, die wir nicht in Worten oder Bildern zitieren konnten, die uns jedoch nicht weniger geholfen haben, das «Magersuchträtsel» besser zu verstehen.

Während der Part des Internisten sich auf keine Vorbilder berufen kann, stützt sich die Psychotherapeutin auf zwei wesentliche Säulen: das Katathyme Bilderleben und die Familientherapie. Ihr Dank gilt daher Herrn Prof. Hanscarl Leuner, Göttingen, und Herrn Prof. Helm Stierlin, Heidelberg. Beide haben zwar nicht direkt Pate für dieses Buch gestanden, aber durch viele Denkanstöße wichtige Voraussetzungen für die Buchentstehung geschaffen.

Wir danken ferner dem Bruder und Schwager, Direktor des Braunschweiger Herzog Anton Ulrich-Museums, Dr. Rüdiger Klessmann, für seine Anregungen zur Beschäftigung mit der Emblematik der niederländischen Genredarstellungen im 16. und 17. Jahrhundert, sowie für das Gegenlesen der entsprechenden Manuskriptseiten.

Frau Erika Wagener-Köhler, Lemgo, die mit Erfahrung und großer Sorgfalt das Korrekturlesen übernahm, fühlen wir uns zu freundschaftlichem Dank verpflichtet. – Ohne die Bereitschaft von

Frau Gabriele Nitsche und Frau Karin Kern, das Schreiben des Manuskriptes in zeitlich gedrängtem Einsatz zu übernehmen, hätte sich das Erscheinen des Buches erheblich verzögert; auch ihnen gilt unser herzlicher Dank.

Schließlich möchten wir Herrn Dr. Peter Stehlin, Lektor im Hans Huber Verlag, Bern, unseren ganz persönlichen Dank aussprechen für sein Engagement und seinen Rat, vor allem aber für die von ihm ausgelöste Initialzündung, ohne die das Buch wohl nie entstanden wäre!

Lemgo, im Juni 1988 *Edda und Horst-Alfred Klessmann*

Inhaltsverzeichnis

1. Individuelle Aspekte der Magersucht

1.1 Tagträume (Katathymes Bilderleben) als Metaphern der fehlenden Mitte

Fragt man Magersüchtige, warum sie hungern (müssen), so erfährt man in der Regel wenig. Häufig wird die Frage als irrelevant abgetan, oder mit einer vordergründigen Erklärung beantwortet – etwa, daß es sich um eine Diät handle, andere würden ja auch schlank sein wollen. Solche und ähnliche Argumente erwecken eher den Eindruck, daß das eigentliche Geschehen eine tiefere, verborgene Ursache haben könnte, die den Betroffenen selbst nicht einsehbar zu sein scheint.

Den Begriff «Krankheit» weisen Magersüchtige in der Regel sowieso weit von sich, und in der Tat kann man darüber streiten, ob sich überhaupt von einer Krankheit reden läßt – wie es Stierlin in seinem Vorwort zu Bruchs Buch «Der goldene Käfig» (1980) hinterfragt, «da es sich ja hier um Ausdruck und Folge eines selbstgewollten, erbitterten und trotzig geführten Hungerstreiks handelt». Das hört sich wie eine autonome Willensentscheidung an, die jederzeit rückgängig gemacht werden könnte – so wie etwa Häftlinge einen Hungerstreik abzubrechen pflegen, wenn ihre Forderungen erfüllt werden.

Aber sind Magersüchtige – und das hinterfragt Stierlin ebenso – eindeutig Herr der Lage, Herr bzw. Frau, im eigenen Haus, um es bildlich auszudrücken? Oder unterliegen sie nicht mehr oder minder unbewußten Zwängen und Ängsten, die sich ihren bewußten Intentionen entziehen?

Da wir keine eindeutigen Auskünfte auf diese Vermutung erhalten, allenfalls geben unsere Patientinnen zu, daß sie ihre jeweiligen Eßgewohnheiten nicht «einfach abstellen könnten» – empfiehlt es sich, Quellen zu suchen, die Botschaften aus dem Unbewußten erschließen können. Wir denken beispielsweise an Bilder und Träume, die in ihrer Komplexität fast immer mehr aussagen als der oft allzu nüchterne Verstand.

Eine spezielle Möglichkeit, etwas über Konflikte aus unbewußten Impulsen, Erwartungen und Ängsten zu erfahren, bietet sich in der therapeutischen Arbeit mit «gelenkten Tagträumen» an, auch Katathymes Bilderleben (KB, Leuner 1985) oder «Symboldrama» genannt.

Die Betreffenden werden dabei in leichter Entspannung angehalten, sich bestimmte, anfänglich vom Therapeuten vorgegebene Motive vorzustellen. Die Bildabläufe folgen im allgemeinen denselben tiefenpsychologischen «Gesetzen» wie nächtliche Träume. Der Unterschied zu letzteren besteht allerdings darin, daß der KB-Therapeut die traumbildartigen Vorstellungen, über die der Träumende während des Imaginierens berichtet, miterleben und – bis zu einem gewissen Grad – durch Fragen oder eventuelle Hilfsangebote auch steuern kann. Bei stark ängstigendem Bildmaterial kann die Gegenwart des Therapeuten insofern wichtig sein, als es nicht – wie etwa beim nächtlichen Alptraum – zu «Fadenrissen» kommt, sondern eine Bearbeitung (Symbolkonfrontation) mit dem Konfliktmaterial möglich wird.

Wir möchten, um das, was sich hinter dem Magersuchtgeschehen verbirgt, bzw. verbergen kann, sichtbar zu machen, einige KB-Passagen von jüngeren Patientinnen (15 bis 17 Jahre) vorstellen. Die Bilder wurden nachträglich – meist farbig – dargestellt und können so z. T. durch Abbildungen unmittelbar zur Anschauung beitragen.

1.1.1 Das Blumenmotiv: Wer bin ich?

Die Vorgabe des Blumenmotivs, welches die Patientin nachträglich zu der Frage anregt «Wer bin ich? – Ich oder die anderen?», entwickelt sich bei der 15jährigen Monika zu einer großen Phantasieblume, die sie später auch die «Anspruchsblume» nennt (Abb. 1). Sie beschreibt fasziniert die bunten Farben der Blüte und findet sie «toll». So möchte sie sein: Selbstbewußt und von allen bewundert. Als Monika die Blume weiter unten betrachtet, entdeckt sie einen breiten, dunkelgrünen Stengel und kräftige Blätter. Aber dann bricht das prächtige Bild plötzlich ab. Der Stiel kommt aus einer Wolke, «aus dem Nichts», wie Monika irritiert feststellt. Als sie gebeten wird, ihre imaginierte Blume anzufassen, hat sie die Impression, «daß man von dem Stengel eine Schicht nach der anderen abziehen kann, bis er ganz dünn ist». Dazu fällt ihr ein, «wie wenn mich einer durch Fragen auseinandernimmt, mir das letzte Hemd auszieht.»

Im Nachgespräch meint sie, der Stengel sei wie ihr Körper, von dem sie glaubt, daß andere ihn beobachten, abschätzen und daß sie ihn nicht vor deren Zudringlichkeit schützen könne. Andere, das seien in erster Linie die Eltern, besonders auch der Vater. Diese Aussage könnte auf inzestuöse Tendenzen hinweisen. Wir haben jedoch kaum Hinweise auf einen *manifesten* Inzest von unseren Patientinnen erhalten. Bei Monika war es so, daß sie bei ihrer Unfähigkeit, sich abzugrenzen, das *Gefühl* hatte, daß die «kritischen Blicke» des Vaters sie ausziehen würden.

Der kräftige Stengel entspräche im übrigen ihrem körperlichen Zustand vor der Krankheit, als sie glaubte, alle fänden sie zu dick. Anschließend kommt Monika noch einmal auf die Blüte zu sprechen und erkennt, «daß die mit ihrem Wahnsinnsanspruch überhaupt nicht zu dem unteren Teil paßt». Auf die ursprüngliche Idealisierung der Blume folgt abrupt die völlige Entwertung, etwas, was wir häufig bei Magersüchtigen beobachten können *(Spaltung)*.

Bei der nächsten Motivvorgabe, der Wiese, kehrt Monika wieder zum Blumenmotiv zurück. Sie sieht in einer großen, weiten Wiese «mittendrin eine einsame Pusteblume stehen» (Abb. 2). Rundherum wachsen viele Margeriten. Monika findet die Margeriten schöner als die graue Pusteblume, ein «Nichts», das der Wind leicht zerblasen kann. Monika möchte eigentlich – aber sie kann nicht – wie die Margeriten sein. Sie fühlt sich einsam und erlebt im weiteren Verlauf der Imagination, wie die Margeriten immer näher kommen und schließlich einfach über die Pusteblume hinwegwachsen. Deren – diesmal dünner – Stiel, der innen hohl ist (Monikas innere Leere!), knickt dabei um. Da nützt auch der nährreiche Boden nichts, auf dem die Blume steht, denn: «Die Pusteblume hat keine Wurzeln. Sie kann die Nährstoffe nicht hochsaugen.»

Wenn man bei Monikas Blumenbildern verweilt und ihre Aussagen verstehen will, so wird deutlich, welch eine brüchige, zwiespältige Existenz sich hier offenbart und wie weit Wunschvorstellung und Selbstverwirklichung divergieren. Monika möchte bewundert werden und im Mittelpunkt stehen. Eine solche Sonderstellung ist ihr in Gestalt der Anspruchsblume auch gelungen. Die Sonderstellung kollidiert aber mit dem anderen Wunschbild, nämlich so wie die Margeriten sein zu können, eben «nichts Besonderes»* darzustellen.

---

* Viel später fällt ihr ein, daß Margeriten auch die favorisierten Blumen ihrer Eltern sind, der Aspekt der Unauffälligkeit.

Wie andere zu sein und zugleich eine eigene Identität zu haben, eine solche Aporie wäre nur aufzulösen mit einem originären Selbstbewußtsein und der Fähigkeit, sich durch klare Grenzen einen eigenen Standort zu sichern. Sehen wir uns Monikas Blumen daraufhin an, so entdecken wir das Gegenteil: Die Blüten sind in zwei unvereinbare Vorstellungen gespalten, und die fehlenden Wurzeln der Pusteblume wie der Anspruchsblume können wohl kaum als Repräsentanten einer autonomen Selbst-Ständigkeit angesehen werden. Der Stengel schließlich, der bei der Anspruchsblume in Schichten abgezogen werden kann oder wie bei der Pusteblume hohl ist und im Augenblick der Selbstverteidigung umknickt – alle diese Bilder weisen auf sehr *fragile Grenzen* und *mangelndes Stehvermögen* hin.

Die Frage «wer bin ich?» ist von Monika auch deswegen nicht zu beantworten, weil sie einen Kompromiß zwischen den Überansprüchen der Phantasieblume und der «Ich-bin-nichts»-Vorstellung einer Pusteblume schließen müßte. Einen Sowohl-als-auch-Konflikt zu leben, etwas schwarz *und* weiß zu mischen, das fällt den auf 100%ige Perfektion und Purismus ausgerichteten Magersüchtigen außerordentlich schwer. Für sie gibt es nur Entweder-oder-Alternativen. So muß Monika von einem Extrem ins andere fallen, ohne klar definieren zu können, wer oder was sie eigentlich sein will bzw. kann. Es gibt keinen selbst-verständlichen Mittelweg.

Während die erste Blumenimagination vor allem die Identitätsfrage anrührt, also einen *intra*psychischen Konflikt beinhaltet, deutet der Stiel, den man schichtweise abziehen kann, einen *inter*personellen Konflikt an: Wie sich Monika nämlich Schicht um Schicht einer Kommunikation entzieht, indem sie die Berührungsfläche abstreifen läßt, denn: Sie *kann sich nicht* selbst *abgrenzen*, nur Rückzüge antreten, wenn man ihr zu nahe kommt. Das bemerkenswerte Endergebnis, der ganz dünne Stengel, deckt sich dann sinnfällig und gewiß nicht zufällig mit dem Magersucht-Körper-Ideal.*

Monikas zweites Blumenbild läßt sowohl interaktionelle als auch

---

* Habermas (1986), vergleicht die extrem schlanken und hohen Frauenskulpturen Giacomettis mit dem Körpererleben Magersüchtiger und konstatiert, daß die enge, geschlossene Besetzung der Körpergrenzen eine konkrete Distanzierung herbeiführt, die zu einer «stabileren Demarkation von anderen, einer eindeutigeren Definition des Selbst» führt.

Körperwahrnehmungs-Aspekte transparent werden. Ersteres drückt sich schon in ihrer Frage «ich *oder* die anderen» aus. Monika hat nicht gesagt «ich *und* die anderen», und ich denke, man sollte das Wort «oder» beachten. Hier taucht wieder das Absolute, eben das Entweder-Oder auf. Auf die Frage, was Margeriten für sie bedeuten könnten, fällt Monika ein: Die Blume der Liebenden; das Orakel, das man durch Auszupfen und Abzählen der Blütenblätter befragen kann, ob der (die) andere einen liebt (nicht liebt). Liebe bedeutet für Magersüchtige ein fundamentales, existentielles Ja-Sagen zum anderen, das Urmuster der frühen Mutter-Kind-Symbiose: So sehr sie sich nach diesem Zustand völliger Geborgenheit sehnen, so sehr fürchten sie ihn wegen ihrer Abgrenzungsschwierigkeiten auch, da er mit der Vorstellung einer völligen Verschmelzung identisch ist (so äußerte eine andere, 18jährige Magersüchtige einmal während eines tief-regressiven KBs, sie fühle sich von den anderen «wie einverleibt» – s. auch S. 42).

Es wird so vielleicht verständlich, wenn Monika trotz ihrer Sehnsucht, eine Margerite zu sein, nur die konträre Position der Pusteblume beziehen kann. Aus der Angst, die – ohnehin schwache – Eigenidentität in der Anonymität der Normalen gänzlich zu verlieren, grenzt sich Monika in der Negation des Normalen radikal ab. Die Alternative zur Symbiose heißt demnach Isolation; das schmerzt, aber es mindert die *Angst vor* einem völligen *Identitätsverlust* bei zu großer Nähe.

Faßt man den Deutungsgehalt des Blumenmotivs im Hinblick auf «die fehlende Mitte» noch einmal zusammen, so fällt auf, wie schwer es Magersüchtigen fällt, Leib und Seele bzw. Geist, zusammenzuhalten.

Die kopflastige Anspruchsblume und ihr immer dünner werdender Stiel, der keine schützende «Haut» und keine Verbindung zur Erde hat, schwebt in einer Wolke. Die Pusteblume steht zwar auf dem Boden, der innen hohle Stengel und die fehlenden Wurzeln geben ebenfalls keinen Halt. Die Blume knickt um, als die anderen sich ihr nähern. Interessant ist hier ein zunächst verborgener konträrer Allmacht-Aspekt: Durch das Umknicken nämlich fallen die Samen (!) der Pusteblume auf die Erde. So kann Monika die heimliche Phantasie auskosten, daß es eines Tages umgekehrt sein könnte: Dann überwuchern die Pusteblumen die Margeriten – eine Art Unsterblichkeitsphantasie*, die auch insofern zu Magersüchtigen paßt, als sie (nach unseren Erfahrungen) keine Todesangst haben, selbst, wenn sie ihr körperlicher Zustand längst in Lebensgefahr gebracht hat. Das *fehlende Mittelmaß* hier also als das fehlende Standvermögen, das ein Miteinander nicht ermöglicht, sondern *nur ohn- oder allmächtige Reaktionen* zuläßt. Der brüchig-hohle Stiel symbolisiert zugleich das Fehlen eines vermittelnden, bodenständigen Körpererlebens. «Ich wollte *nur Geist sein, keinen Körper haben*», so drückte es eine andere Patientin aus.

1.1.2 Das Wiesenmotiv: Familienfluchtburg und bedrohliche Weite

Die 16jährige Claudia gibt ihrer Wiesenimagination den Titel: «Hänschen-klein bleibt daheim». Da fällt sogleich die Umwandlung des bekannten Kinderliedes auf. Denn Claudias Stellvertreter-Hänschen wagt den Alleingang «in die weite Welt hinein» *nicht*.

Claudia sieht zunächst eine sehr schöne Wiese mit langen Gräsern und bunten Blumen, die ihr bis an die Knie reichen (Abb. 3). Es ist eine «einmalig schöne Wiese». Das Gras wiegt sich sanft im Wind. Claudia fühlt sich «wie eins» mit der Unberührtheit (!) der Natur. Auf die Bitte, sich einmal umzusehen, evtl. weiterzugehen, bleibt sie in der Imagination plötzlich wie angewurzelt stehen: Vor ihr ist ein grauer, wolkenverhangener Abgrund. Sie kann nicht erkennen, wie es weitergeht. Auf die Frage, ob es einen Ausweg gäbe, entdeckt sie, «wie das Gras sich spaltet». Ein Weg geht irgendwo nach links durch eine «gestutzte Parklandschaft», in der Claudia sich sicher fühlt; ganz im Gegensatz zu der rechts von ihr liegenden weiten Fläche, die sie in ihrer Unstrukturiertheit und Unendlichkeit als sehr bedrohlich erlebt. Claudias Weg führt in ein winziges Dorf, das von einer Mauer umgeben ist. Alles wirkt dort sehr eng, sauber und gepflegt, sehr vertraut. «Hier bin ich wie zu Hause», stellt sie fest; zugleich erkennt sie, als sie sich noch einmal umdreht, daß das Tor der Dorfmauer

---

* Eine andere Magersüchtige hatte einmal die Allmacht-Vorstellung, daß sie durch ihr Klavierspiel (ihre geistige Potenz) die anderen völlig beherrschen könnte – eine überkompensierende Phantasie zu der täglich erlebten Ohnmacht gegenüber anderen.

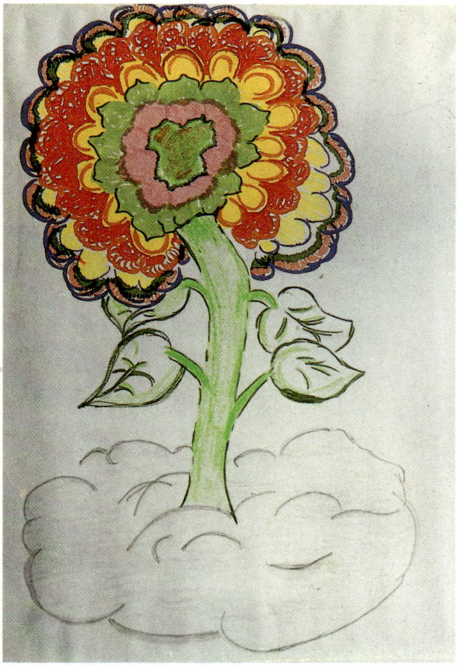

Abbildung 1: Die Anspruchsblume

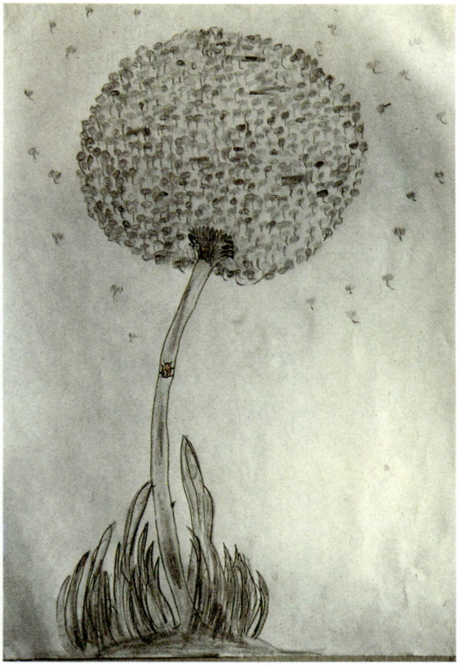

Abbildung 2: Die Pusteblume

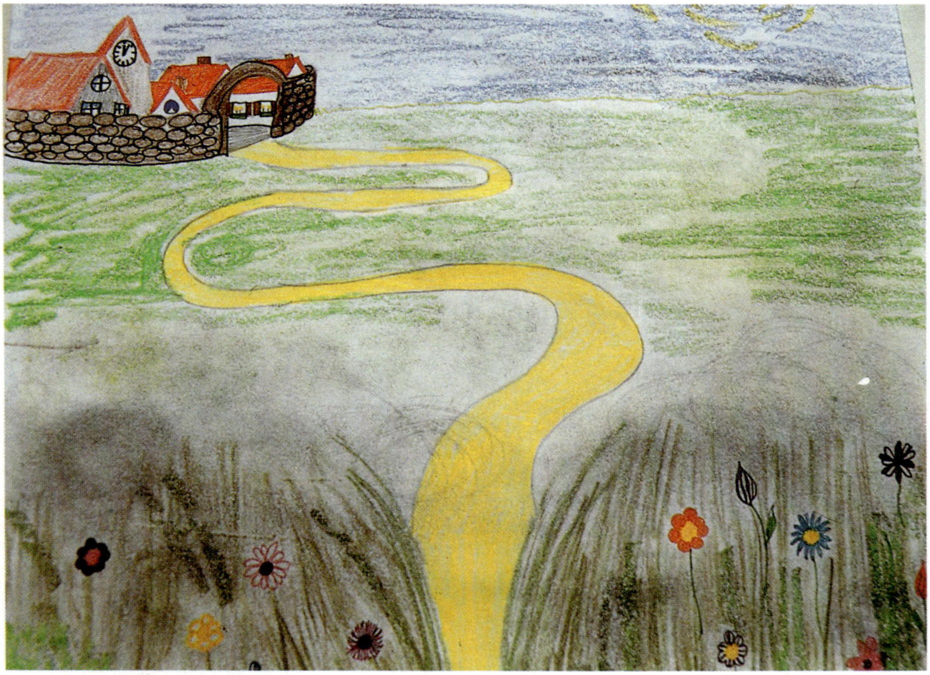

Abbildung 3: Die Familienfluchtburg und die bedrohliche Weite

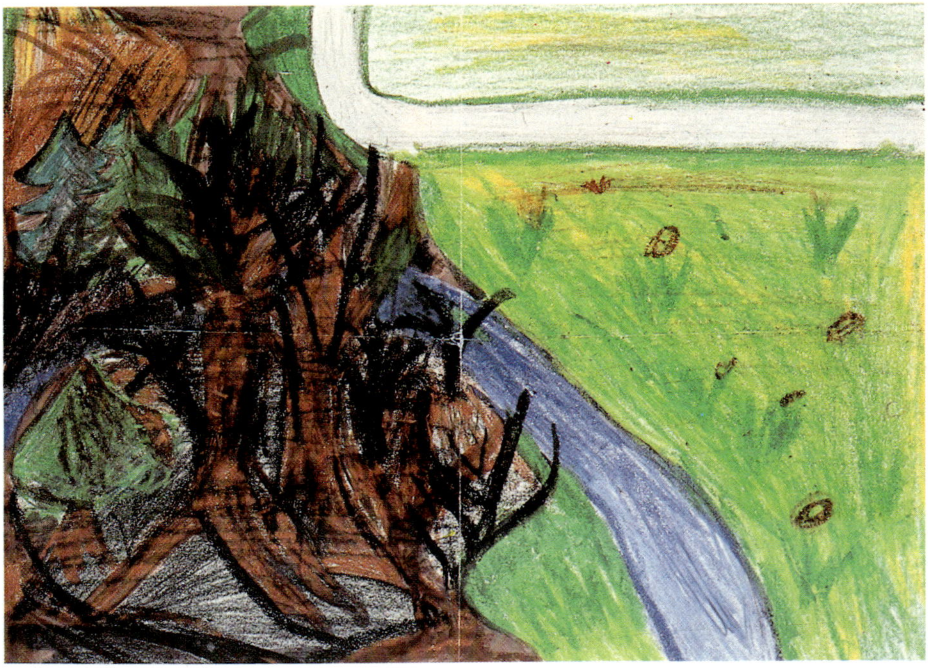

Abbildung 4: Der Bach, der versumpft

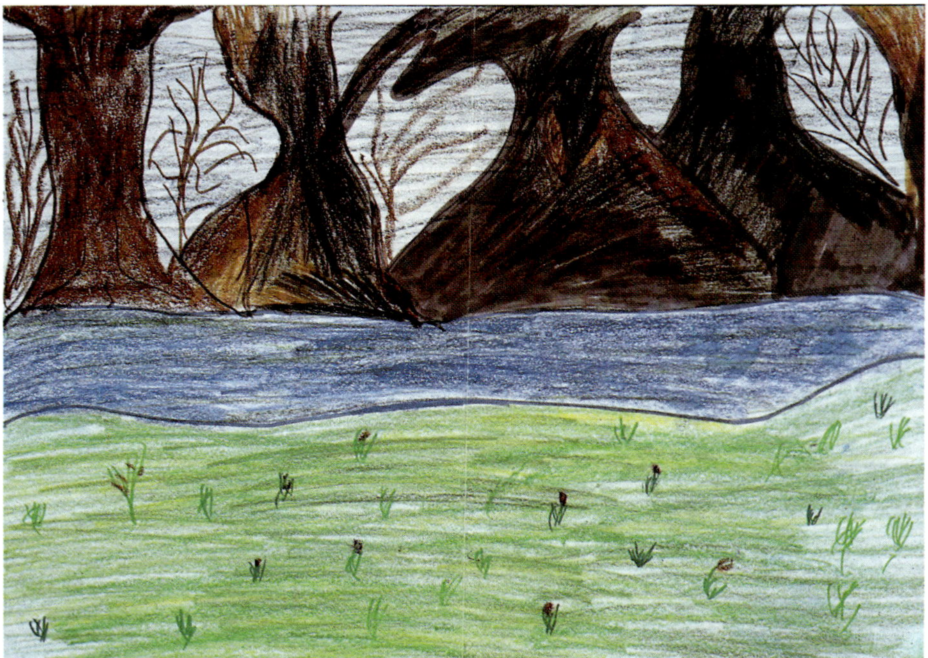

Abbildung 5: Das gute und das böse Ufer

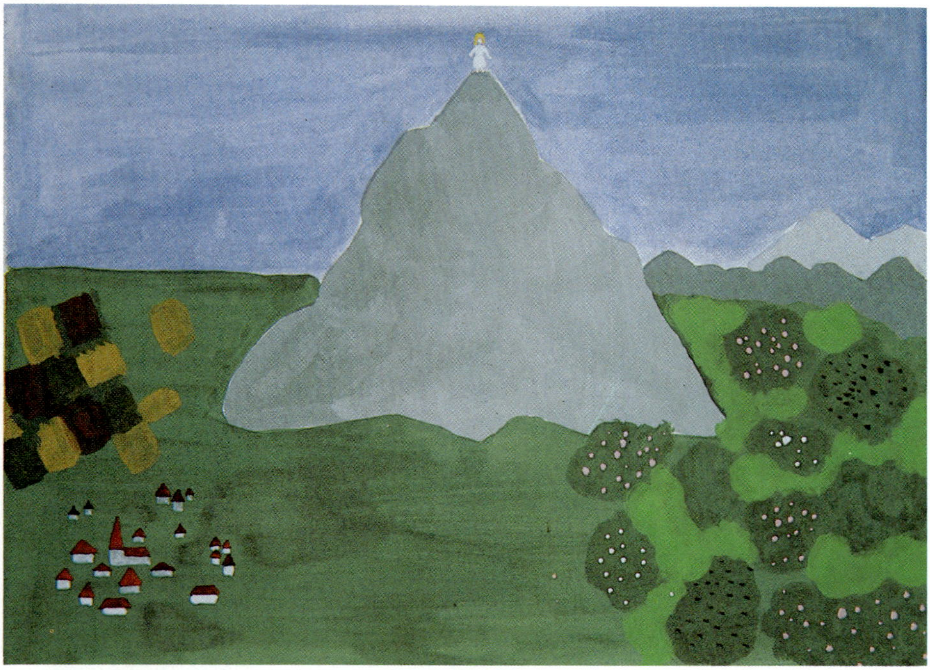

Abbildung 6: Wer holt mich vom einsamen Gipfel?

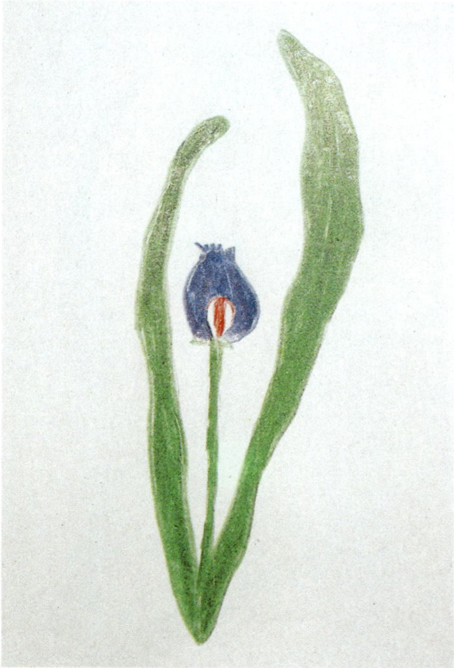

Abbildung 7: Die eingeengte Anorexie-Blume

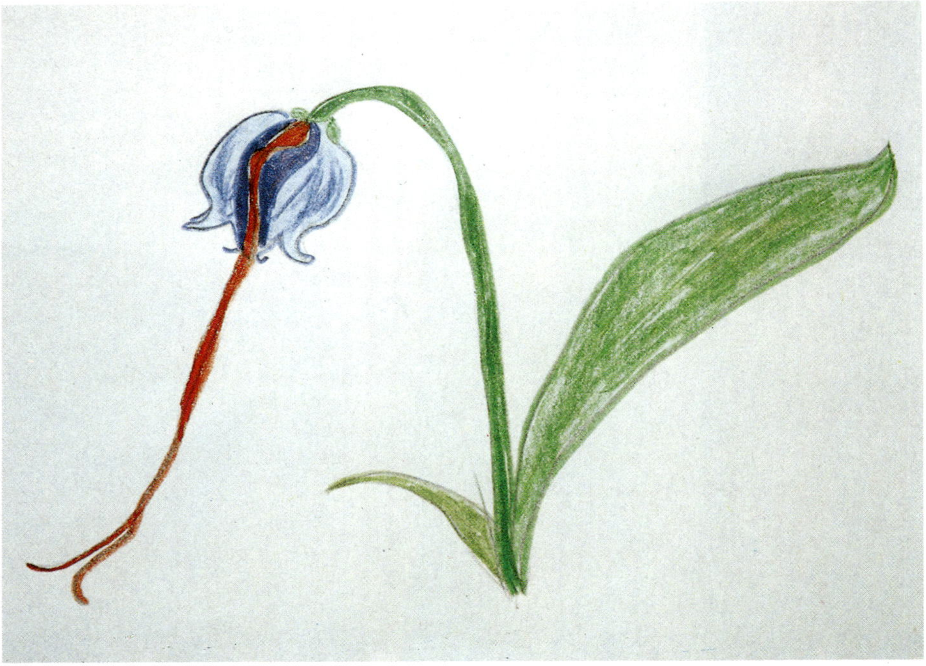

Abbildung 8: Die Übergangs-Blume zwischen Enge und Öffnung

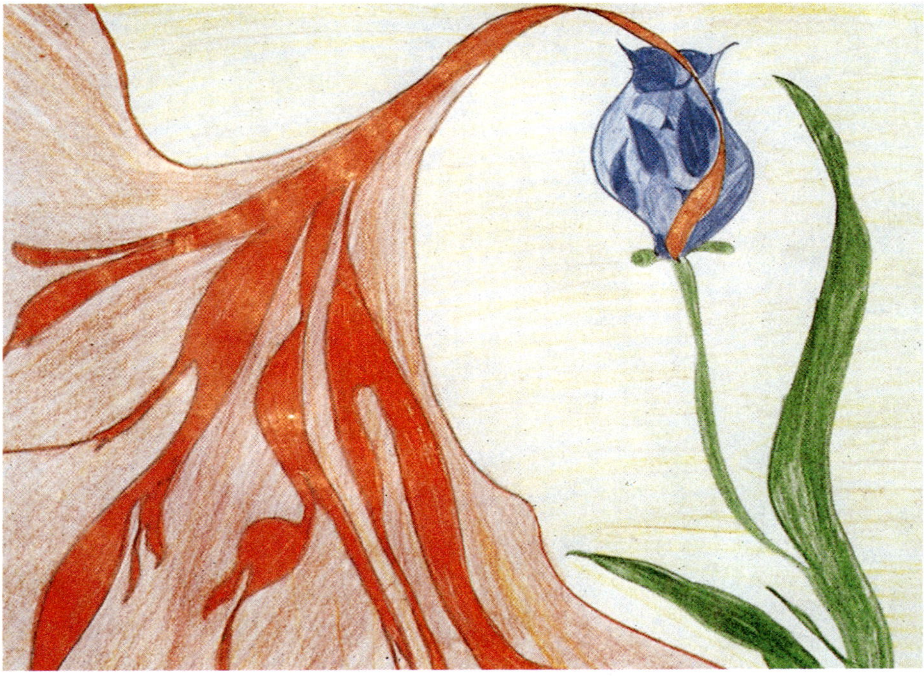

Abbildung 9: Die Blume an der Bulimie-Schwelle – Verlorene Grenzen

a) durch Wasser wieder an die Oberfläche
kommen sollen. Ich habe so ein beklem=
mendes Gefühl. Endlich läßt man uns
durch eine Tür in die Vorhalle, in der viele
Türen verschiedener Größen sind. Als sie
sich öffnen, rennen wir alle los, jeder

b) Ich habe gefressen, geheult, zugenom=
men, geheult, gefressen, geheult und
(endlich dann!!!) habe ich mich selbst
verstanden und ich habe verstan=
den, warum Sie mich auf diese Ihre
Weise "seelisch behandelt" haben.

c) Bin neulich eine Agression losgeworden
indem ich meine ganzen Tuschkastenfarben
über ein Blatt und meine Hände geschmiert
habe. (War schlecht sauber zu kriegen!)

Abbildung 10: Die veränderte Schrift in der Anorexie- und der Bulimie-Phase

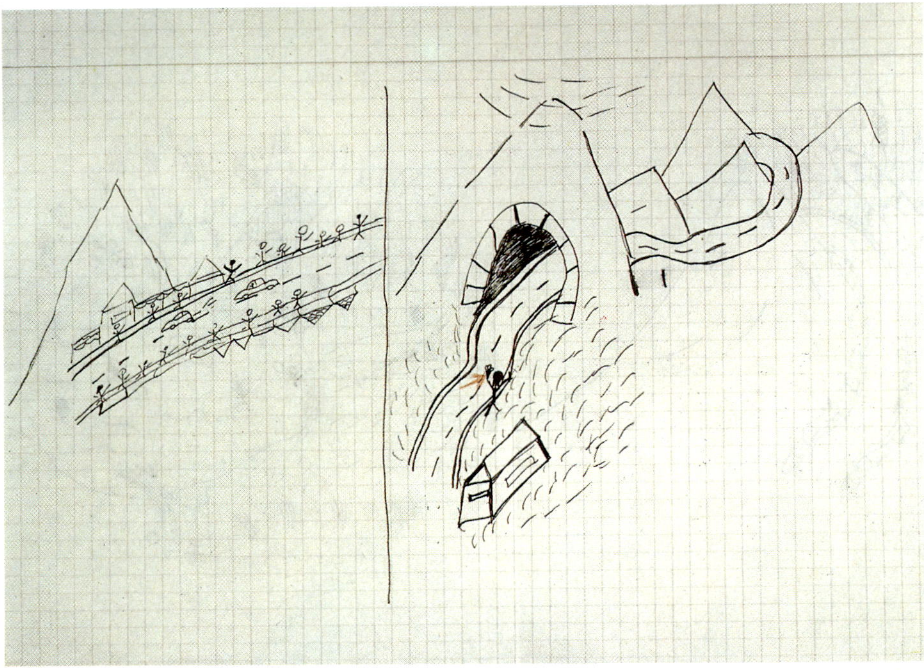

Abbildung 11: Das Eis in der Hand als schützender Wegbegleiter. Daneben die Touristenstraße

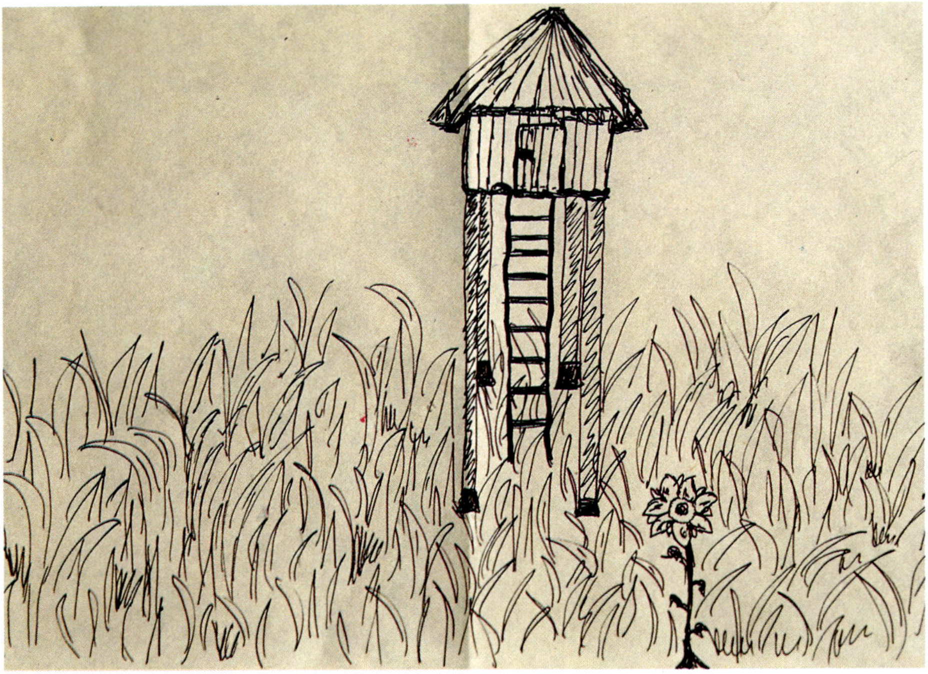

Abbildung 12: Das Stelzenhaus

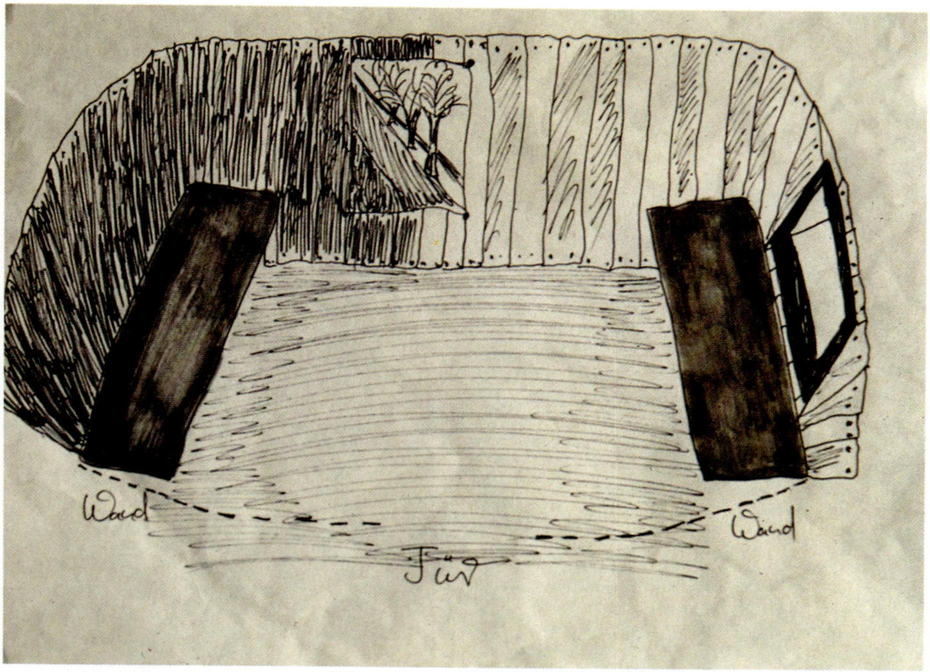

Abbildung 13: Die vernagelte Einraumenge – Wo ist der Ausweg?

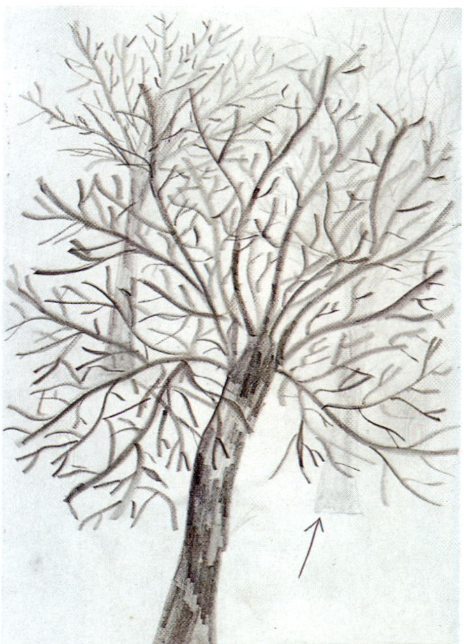

Abbildung 14: Der 3-Baum-Test – Wer beherrscht wen?

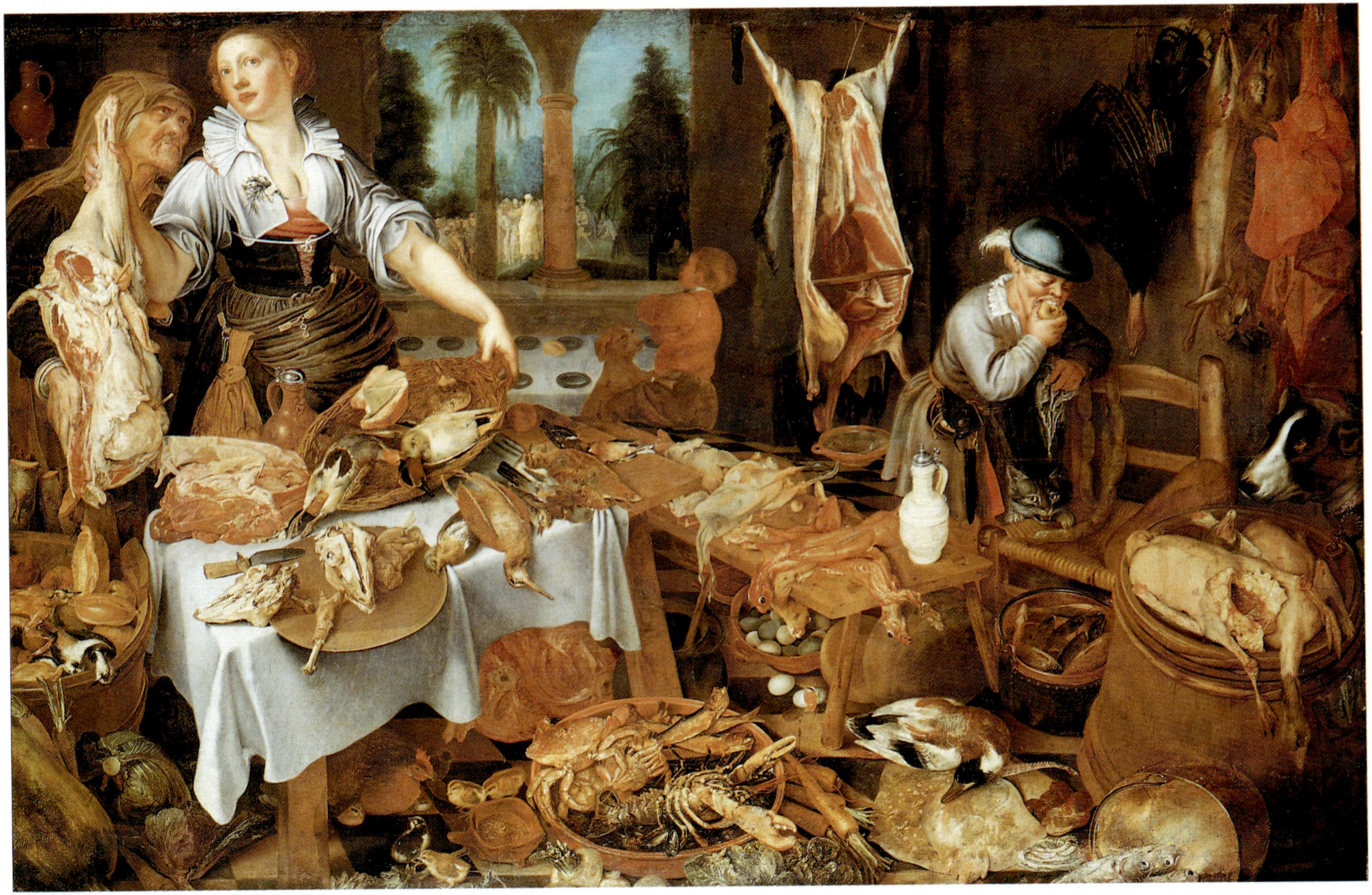

Abbildung 15: Pieter Cornelisz van Ryck: «Küchenszene mit Einladung der Armen»

jetzt geschlossen ist. Auch hier gibt es *keine Mitte* in der *gespaltenen Welt*, kein Landschaftserleben, das Claudia *sowohl Geborgenheit als auch freies Umherschweifen* ermöglicht. Sie kann nur hinter der Mauer der *familiären Schutzburg* verschwinden, da die Außenwelt absolut bedrohlich und unzugänglich erlebt wird. – Noch lebt die 16jährige hinter den Mauern des familiären Sicherheitsgefängnisses. Die sich im Wiesen-KB offenbarende *Drinnen/Draußen-Spaltung* einer vertrauten, *heilen Innen-Welt* gegen die *bedrohlich-unheimliche Außen-Welt* läßt aber ahnen, daß dies keine Dauerlösung ist, denn irgendwann muß Hänschen-klein doch in die weite Welt hinein.

Durch Claudias Wiesenbild wird deutlich, daß die Unmöglichkeit der Selbstverwirklichung, wie sie in Monikas Blumenbildern zu spüren war, etwas zu tun haben muß mit der Angst vor der Trennung vom Elternhaus. Dieses Drama einer nicht vollziehbaren Separation verdichtet sich noch beim nächsten Motiv, dem der Wanderung an einem Bach entlang.

1.1.3 Das Bachmotiv: Das gute und das böse Ufer

Die 15 Jahre alte Henriekje sieht sich als Prinzessin auf einem Stein am Ufer eines Baches. Auf die unendlich weite Wiese der rechten Bildseite möchte sie gar nicht hinschauen, die ist ihr unheimlich, da habe sie keinen Schutz. Der Bach auf der linken Seite hingegen bedeutet für sie «die Kindheit, wo ich mich sicher fühlte – so wie hier: Durch den Wald kann ja keiner durch . . . Die Bäume, da habe ich so ein *abgeschlossenes Gefühl* wie *früher* in meinem *Gitterbettchen.*»

Auch hier ist es wieder die rechte Seite, die Zukunftsseite, die in ihrer bedrohlichen Weite nicht beschritten werden kann. Henriekje schützt sich davor durch die Vision ihrer vertrauten «Gitterbettchenwelt» auf der linken Seite.

Etwas anders gestaltet sich das Motiv bei Bärbel, 15 Jahre alt. Sie geht in einer friedlich-harmlosen, etwas langweiligen Wiesenlandschaft an einem klaren Bach entlang, der unvermutet in einem undurchsichtigen und undurchdringlichen Sumpf endet. Bärbel kann dem Bach nicht mehr folgen. Sie entdeckt aber eine gerade Straße, die dort weiterführt, wo der Bach aufhört zu fließen (Abb. 4).

Im Nachgespräch kommt Bärbel der Einfall: Der zunächst reine und überschaubare Bach gleicht ihrem Kinddasein, in dem die Welt des «Bösen» noch nicht existent war. Die klare Straße, das sei ihr erfolgreicher Schulweg, von dem sie weiß, «wo es langgeht». Der Bach, der im Sumpf endet, steht hingegen für eine unvorstellbare Zukunft, die verführerisch-unheimliche Erwachsenenwelt mit der dazugehörenden Sexualität – eine Vorstellung, in der Bärbel *«versumpfen»* könnte.

Bei einer zweiten Bachwanderung verläuft der Bach wie eine Grenze quer durch das Bild (Abb. 5). Er trennt zwei Landschaften: Die Wiese vorn, auf der sich Bärbel befindet, und das jenseitige Ufer, das – obwohl nur 1–2 m entfernt – ihr unerreichbar scheint. Sie stellt fest, daß die Bäume «dort so dicht wie eine Mauer stehen», daß das Ufer schmal und glitschig sei. Sie würde sich in Gefahr begeben, bei dem Versuch, auf die andere Seite zu kommen. – Bei einer dritten Bachwanderung wagt Bärbel zwar den Schritt zum *anderen Ufer*, hat aber sofort das Gefühl, «das ist die *falsche Seite*, irgendwie das *Böse*». Sie kehrt umgehend zurück auf ihr Wiesenufer mit dem Impuls «Du mußt hierbleiben!»

Bärbel offenbart an dieser Stelle, daß sie manchmal zwei innere Stimmen wahrnehme, eine «gute» und eine «böse». Die gute würde – wie die Mutter – sagen, sie solle doch essen, die böse aber sage «nein». Der Einfall mit der Mutter im Zusammenhang mit gut und böse läßt bereits etwas von der Familienatmosphäre anklingen, auf die später noch eingegangen wird.

Zunächst sei das Bachmotiv aber wieder auf seine Aussagefähigkeit in bezug auf die «fehlende Mitte» untersucht.

Nach Leuner impliziert die Bachvorstellung fließende Energie, Lebendigkeit; der Bachlauf kann symbolisch auch für den Lebenslauf (Rückverfolgung zum Ursprung und umgekehrt zur Mündung hin) stehen. Bei Bärbel entspricht der überschaubare Aspekt, der klare und reine Bach zu Beginn ihres KBs gleichfalls einem Teil ihres Lebens, der Kindheit, einer für sie reinen Welt, in der das «Böse» noch nicht existierte. (Wie fast alle Magersüchtigen war sie früher ein erfolgreiches, braves Kind, das den Eltern keine Probleme, sondern nur Freude gemacht hatte.) An der Schwelle zum Erwachsensein jedoch, spaltet sich die Landschaft: Der Bach versickert im bedrohlichen Sumpf; die Dynamik des längsorientierten Bachlaufs stagniert, Bärbel kann nur noch auf der Straße weitergehen. Das wird noch ausgeprägter beim nächsten KB. Hier gerät der Bach zur sich querstellenden, unüberwindlich-statischen Grenze, die eine gute und eine böse Welt teilt.* Bärbel kann *keine Verbindung zwischen den gespaltenen Welten* herstellen.

Henriekje imaginiert den Bach von vornherein als Grenze. Auch bei ihr trennt er die zwei unüberwindbaren Aspekte der sicheren Kindheit auf der einen und einer bedrohlichen Unstrukturiertheit der Zukunft auf der anderen Seite. Eine Ver-Mittlung, ein Gang durch den Bach, der die beiden Welten trennt, ist (zunächst) undenkbar.

Man kann u. E. – an der Schwelle zwischen Kind- und Erwachsensein – wohl Angst vor der Zukunft haben, sie gar als «gefährlich» oder «Sumpf» vorausphantasieren; aber «böse» und «die falsche Seite» . . .? Hier kommt eine wertende, moralische Tendenz hinzu, die zunächst unverständlich wirkt. Bärbel konnte ihre Aussage im übrigen nicht begründen, sie empfand «es einfach so». Aber sie erlebte kategorisch, daß es für sie so stimmte: «Du mußt *auf der guten Seite bleiben.*»

Ein kategorischer Imperativ läßt sich bekanntlich nicht einfach auflösen. Aber vielleicht können die Einfälle der 15jährigen Henriekje zum Bergmotiv dort weiterführen, wo Bärbel an eine undefinierbare und dennoch unüberschreitbare Grenze gestellt worden ist.

1.1.4 Das Bergmotiv: Keiner holt mich vom Gipfel

Henriekje hat sich im KB auf einen grauen, sehr abgehobenen Berg verstiegen (Abb. 6). Unzweckmäßig bekleidet, in einem weißen Gewand, steht sie einsam dort oben und friert. Sie hat aber – das gibt ihr eine gewisse Genugtuung – ein Gefühl von Erhabenheit und einen «einmaligen Blick». Weit unten gibt es Felder und ein kleines Dorf, sowie blühende Obstbäume. Henriekjes Aussage, «keiner holt mich hier herunter», kann als Warnung (untersteht euch, mir zu nahe zu kommen!) verstanden werden. Es ist aber zugleich auch eine verdeckte Anklage (es holt mich ja doch keiner . . .). Auf jeden Fall enthebt sie die Abgeschiedenheit des Gipfels der Notwendigkeit einer Kommunikation (wie die eingangs zitierten Blumenbilder von Monika mit der dabei deutlich gewordenen *Angst vor Nähe*).

* Im Vergleich dazu der Bach, bzw. Fluß der griechischen Mythologie, welcher das Totenreich von dem der Lebenden trennt.

Betrachtet man das Bergmotiv als Metapher für *Anspruch* und *Leistung* (nach Leuner), so wird deutlich, daß diese Qualitäten bei Henriekje im wörtlichen Sinn so hoch besetzt sind, daß sie in Gefahr gerät, den Boden unter den Füßen zu verlieren (sie konnte sich dort oben in der Tat kaum bewegen, es drohte ein Absturz). Der Berg bekommt jedoch, außer dem Aspekt der *Isolation* und dem von Anspruch auf Leistung, durch seine *Himmelsnähe* und *Entfernung von der Erde* noch eine weitere Perspektive. Es spalten sich (wieder) zwei konträre Welten: Die weißgekleidete Gestalt auf dem grauen Gipfel repräsentiert eine ernste, dem Alltag enthobene, spirituelle Kühle. Unten dagegen liegt vielfältige Natur, das erdverbundene sinnliche Diesseits. Bei Betrachten der Größenverhältnisse fällt auf, daß Henriekje perspektivisch im oberen Teil des Bildes, im Himmel steht. Sie hat sich (fast) genauso groß dargestellt wie den Kirchturm im weit entfernt liegenden Dorf. Henriekje wollte im KB nicht in die Niederungen hinabsteigen, sie fühlte sich eindeutig der oberen Hemisphäre zugehörig. Aber warum vermeidet sie die freundlich-warme Landschaft der unteren Bildhälfte?

Wenn man sich an Claudias Angst erinnert, die familiäre Fluchtburg zu verlassen, oder an Bärbels böses Sumpfufer, dann kann Henriekje in konsequenter Vollendung dieser Serie ihren Standort nur in die erdferne Himmels-Nähe verlagern. Die *Unfähigkeit zu Kompromissen*, die Absolutheit, wie sie die Pusteblume verkörpert (oder vergeistigt), das sind Eigenschaften, die auch Henriekje nicht auf halber Höhe verweilen lassen. Wenn sie sich entscheidet, dann muß es schon der Gipfel sein! Jeder, der mit Magersüchtigen zu tun hat, kennt die kompromißlosen Gratwanderungen, zu deren Paradoxien es auch gehört, daß die Kranken, die ihre leiblichen Bedürfnisse so radikal verleugnen, sich permanent mit Essensphantasien, Kalorienzählen, körperbezogenen Aktivitäten abgeben und damit durch die Hintertür der verachteten Materie mehr Aufmerksamkeit widmen, als es vermutlich ein ausschweifender Epikureer je tun würde.

Trotz ihrer Einsamkeit und ihres Frierens: Henriekje will dort oben bleiben, denn sie steht über den Dingen. Dieses «Darüber-Sein» (man bedenke, welche dahinter stehende Angst, darunter sein zu müssen, sich in der Pusteblume dokumentierte), die scheinbare Autonomie von Essen und anderen Menschen, verleiht Henriekje ein Hoch-Gefühl, etwas, was ihr ungeheuer wichtig ist.

Frau C., seit mehr als zehn Jahren magersüchtig, bildert in einem *Nacht-Traum* das Bergmotiv ganz anders und macht damit einen weiteren Aspekt der «Magersucht-Mentalität» transparent. Im Gegensatz zu Henriekje, die wie eingefroren auf dem Gipfel steht, befindet sich Frau C. zunächst im Tal. Vor ihr erhebt sich ein steiler Berg, den sie sofort erklimmen «muß». Kaum ist sie oben, türmen sich schon wieder neue und noch höhere Gipfel auf. Frau C. hat keine innere Ruhe, um zu verweilen und die Aussicht zu genießen. Wie getrieben «jagt» sie sofort weiter – immer höher und steiler hinauf, bis sie schließlich verzweifelt und erschöpft zusammenbricht und nicht mehr weiter kann.

Sie versteht bei der Bearbeitung des Traumes durch die sich selbst interpretierende Bildersprache sehr schnell, daß sich hier ihre gegenwärtige Lebenssituation spiegelt: Ihr Magersucht-Dasein, in dem sie nur noch rastlos und erfolgsbesessen *Selbstbestätigung* durch Leistungen und *äußere Aktivitäten* sucht. *Innerlich* fühlt sie sich dabei völlig *leer*. Sie kann sich an nichts freuen, weil sich ihre unermeßlichen Wünsche nie erfüllen. Ein imaginärer Gipfel, auf dem sie vielleicht zufrieden ausruhen könnte, scheint in unerreichbarer Ferne zu liegen. Sie hat sich auf ihrer hoffnungslosen Erfolgsjagd völlig isoliert und sieht – kurz vor ihrem seelischen und körperlichen Zusammenbruch – nur noch den letzten Rettungsanker: Hilfe in einer Therapie zu finden.

Dokumentiert sich die fehlende Mitte bei Henriekje in der statischen Beziehungs- und Bewegungslosigkeit ihres völlig lebensfernen Gipfels, den sie kompromißlos besetzt hält, so imponiert bei Frau C. prima vista das Gegenteil: Eine rastlose Aktivität und ein fast unerschöpflicher Bewegungsdrang scheinen für ungeheure Energien zu sprechen. Die zwanghafte, nur auf äußere Bestätigung gerichtete Monomanie der Gipfelstürmerin erinnert jedoch eher an einen maschinellen Leerlauf. Frau C. sagt selbst, daß sie sich innerlich unausgefüllt fühlt und keine Befriedigung bei ihrem Gipfelstürmen erfährt. Ein-Halt ist nur möglich, wenn sie erschöpft zusammenbricht; ein vorübergehendes Anhalten auf einer Zwischen-Station, um das bis dahin Erreichte zu genießen, ist ebenso undenkbar, wie eine sich auf halber Höhe vergnügende Henriekje.

1.2 «Heiliges Fasten und heilloses Fressen» – die Kehrseiten derselben Medaille?

Unsere Hypothese, daß Anorektiker/innen zugleich (latente) Bulimiker/innen sind, sowie umgekehrt jede Bulimie vom geheimen (unerreichbaren) Ideal der Anorexie geprägt ist, soll im folgenden Kapitel untersucht werden.

1.2.1 Bärbel: Orchidee und Glockenblume

Wir möchten zunächst wieder eine KB-Vorstellung zitieren. Bärbel, die das gute und das böse Ufer entdeckte, hat auch das Blumenmotiv gebildert. Sie imaginiert von vornherein zwei konträre Blumenbilder; eine Orchidee sowie eine Glockenblume, aber sie kann sich für kein Bild entscheiden.

Zur Orchidee fällt ihr ein: «Unwahrscheinlich schöne, leuchtende Farben, aber keine klare Form der Blüte. Der Stiel ist seltsam durchscheinend (!), nicht robust ... Die ist einmalig, was ganz Besonderes. Daneben verschwindet alles.» Nach einer Pause: «Ich könnte sie nicht pflücken – eine geheimnisvolle Urwaldpflanze.» – Die Glockenblume weckt folgende Einfälle: «Davon gibt es viele, nichts Besonderes. Die ist einfach, eigentlich nichts. Aber ich spüre frische Luft, Natur und Kraft. Die könnte ich pflücken und bei uns auf den Tisch stellen.»

Wiederum erweisen sich die Blumen, wie schon bei Monika, als Sinnbilder für widersprüchliche Vorstellungen von dem, was «man» sein bzw. nicht sein sollte. Die Glockenblume verkörpert tradierte, familiäre Ideale, wie Beherrschung materieller und egoistischer Bedürfnisse zugunsten eines bescheidenen Daseins (Bärbel spricht auch von der «reinen» Glockenblume). Die Orchidee hingegen symbolisiert hohe Ansprüche, das Einmalige und Besondere.

Im Vergleich zu Monikas zwiespältigen Blumenbildern erscheinen Bärbels Blumenaspekte zwar gleichfalls widersprüchlich, aber sie wirken weniger brüchig. Die Orchidee repräsentiert, wie Monikas Anspruchsblume, auch das Abgehobene. Aber wir erfahren nichts von einem sich in Schichten auflösenden Stiel, allenfalls, daß er wenig robust sei. Die Orchidee schwebt nicht in der Wolke, Bärbel kann sie allerdings auch nicht pflücken. Im Nachgespräch erscheint sie ihr eher unwirklich und unheimlich, durch den hohen Anspruch sogar unersättlich. (Es taucht kurz die Vision einer Schlingpflanze* auf.)

Die Glockenblume strahlt im Gegensatz zu Monikas Pusteblume durch ihre Erdverbundenheit eher Frische und Kraft aus. Bärbel betont die (Über-)Lebensfähigkeit, auch unter ganz bescheidenen Bedingungen. Der *Aspekt* der Individualität und der *Abgrenzungsmöglichkeit* von anderen (hier von den vielen Glockenblumen ringsum) spielt auch bei Bärbel eine *wichtige* Rolle. Während Monikas Pusteblume von den anderen (Margeriten) überwachsen wird und Monika sich bestenfalls entschädigt fühlt durch die heimliche Phantasie, daß die Pusteblumensamen das Endergebnis eines Tages relativieren, ja umkehren könnten, bleibt Bärbels Glockenblume inmitten der anderen unangefochten stehen. Im nachhinein resümiert Bärbel gar, daß sie ja zunächst *nur eine Glockenblume* gesehen habe, eben diese, ihre eigene, ehe die anderen hinzukamen. Man könne also durchaus ein *besonderes Individuum* sein, auch wenn man sich durch *nichts Besonderes* von den anderen *unterscheiden* müsse.

Hier vollzieht Bärbel einen sehr progressiven Schritt: Sie überwindet im KB die Dichotomie, die Spaltung ihrer Blumen-Metaphern und kann sich, allerdings erst im nachhinein, für *eine Daseinsweise* entscheiden. Sie kommt jetzt zu der Selbst-Erkenntnis, daß die Orchidee für ihre anspruchsvolle Krankheit stehe, während die Glokkenblume ein Symbol für eine schlichte (mögliche) Gesundung sein könnte. Damit ist für Bärbel auch ein nichtanorektischer Zukunft-Entwurf denkbar.

Bis sie diesen realisierte, verging allerdings noch etwa ein Jahr. Ihre Ängste, die Orchideen-Ideale aufzugeben, d. h. die Magersucht-Identität und Sicherheit, den einsamen Stolz über die asketische Leistung preiszugeben – all das stand einer Konkretisierung des gesunden Glockenblumendaseins lange entgegen. Insgeheim fürchtete sich Bärbel, obwohl sie es nicht richtig «wahrhaben» wollte, auch vor einem Kontrollverlust, der Gefahr, ins Gegenteil zu fallen, wenn sie die Zwangs-Mauern, die sie hielten, aufbrechen würde. Es war ein mühsamer Kampf um eine allmähliche Auflockerung ihrer starren Körper- und Beziehungsgrenzen.

---

* Die Orchidee als umschlingendes Gewächs taucht auch bei anderen Magersüchtigen relativ häufig auf.

Bis es wirklich soweit war, widmete sie sich weiterhin ihrer *doppelbödigen anorektischen Überlebensstrategie*: Durch Hungern die leibliche Bedürfnislosigkeit zur geistig-willentlichen Höchstleistung zu stilisieren und mit der Selbstbescheidung der Glockenblume zugleich zur einmalig-besonderen Orchidee zu avancieren. – Eines Tages erkannte sie jedoch endgültig, daß sie bisher nur eine zwiespältige «Lösung» gefunden hatte, und sie entschloß sich definitiv, das Hungern aufzugeben. Es gelang ihr das Kunststück, bei der Rückkehr aus der Extremposition die *Balance in der Mitte zu finden* und nicht ins andere Extrem, die Bulimie, zu kippen. Für die meisten ihrer Leidensgefährtinnen erweist sich diese Umkehr als eine sehr schwierige Gratwanderung, da für sie immer noch das Alles-oder-nichts-Prinzip gilt (entweder gar nichts essen oder alles fressen).

In einer *nachträglich* angefertigten *Blumen-Bild-Reihe* (kein KB) hat uns Bärbel – anläßlich einer Nachuntersuchung – noch einmal ihre Wandlung zugänglich gemacht (Abb. 7–9).

Die *erste Blume* (Abb. 7) aus der frühen Anorexiezeit läßt erkennen, «wie die Blätter mich von der Außenwelt abkapseln ... wenn jedoch trotzdem etwas ins Innere durchdringt, kann es den dünnen Stengel leicht umwerfen», schreibt Bärbel. Ihre Gefühle (durch die rote Farbe gekennzeichnet) läßt sie nicht heraus. «Alles läuft auf Sparflamme, ist ganz auf mich selbst zentriert ... ich fühle mich einsam, häßlich und schön zugleich ... ich möchte normal sein, aber *nichts macht mir mehr Angst als Normalität*» (siehe auch Monikas Margeritenaspekt!).

Zur *zweiten Blumendarstellung* (Abb. 8) aus der Übergangsphase kommentiert Bärbel: «Ich kämpfe gegen innere Verhärtung und Zwänge, lasse Liebe, Schmerz nach außen, doch im Grunde bin ich dazu noch zu schwach ... Ich habe keinen inneren Rückhalt. Die helle Blüte will sich dem Leben hingeben, doch die Schutzblätter sträuben sich dagegen (d. h. eigentlich ist es nur noch eines). ... Meine Kraft verläuft im Sande – findet kein Echo, weil man meine innere Leere spüren kann. Außerdem ist im Inneren der Blüte meine Liebe (= positive Gefühle, Anm. d. Verf.) von Zwängen und Egoismus (dunkelblau) arg bedrängt». Der Spannungsbogen des Ambivalenz-Konfliktes, das Ein-Halten der Mitte (sich *sowohl* öffnen zu können *als auch* zurückzuhalten), läßt Bärbel erkennen, ist eigentlich nicht auszuhalten. Beim Betrachten des Bildes fällt das gespaltene Ende des suchenden, roten Gefühls-«Tentakels» auf – ein Symbol für Bärbels Zwie-Spältigkeit.

Bärbel schildert in ihrem *letzten Bild* (Abb. 9), wie es danach weitergegangen ist: «Ich empfinde alles, was auf mich einströmt, sehr intensiv, was sehr schön, aber auch sehr schmerzvoll sein kann ... ich warte auf Menschen, die *Ordnung* in meine *übersprudelnde Gefühlswelt* bringen ... ich habe Angst, daß diese Gefühle abebben, wenn sie keine Erwiderung finden ... es fällt mir sehr schwer, den nicht unerheblichen Rest an Unsicherheit in mir zu überwinden.»

Wenn man das erste mit dem letzten Bild vergleicht, so imponiert die *völlige Umkehr der Gefühlswelt*. Mit ihrer intuitiven Begabung, Stimmungen, Ängste und Erwartungen in Bilder zu kleiden, gibt Bärbel tiefe Einblicke in den Umkehrungsprozeß, der uns immer wieder bei der Begleitung von Magersüchtigen bewegt.

Zusammenfassung

In der anorektischen Phase dominieren die kühlen blauen und grünen Farben; der warme Gefühlsanteil (rote Farbe) ist dagegen völlig isoliert und verborgen. Die dicken Schutzblätter-Hüllen müssen die fragile Blume nach außen abschirmen – Sinnbild des totalen Rückzuges.

In die geschlossene Blume darf nichts hinein – (das Essen), nichts herauskommen (Stuhlverstopfung). Bärbels Kommentar zeigt aber deutlich, daß es sich hier nicht nur um eine monosymptomatische Eßstörung handelt, sondern daß ein viel tiefer greifender Prozeß vor sich geht, der vor allem auch die *Beziehungen* zu anderen Menschen betrifft.

In der zwiespältigen Übergangsphase besteht das (vorläufige) Ergebnis darin, daß zwar starke Gefühle zu- und herausgelassen, aber nicht, wenn es erforderlich ist, zurückgehalten werden können. So *sucht* Bärbel in der *Außenwelt Halt und Ordnung*, weil sie fürchtet, ihre *Innenwelt nicht mehr kontrollieren zu können*. Trotz ihrer Gefühls-«Stärke» fühlt sie sich nicht eigentlich stark. Noch immer wird sie von Selbstunsicherheit und der Angst beherrscht, daß ihre Gefühle nicht erwidert werden oder sie sich eine Blöße geben könnte.

In ihrem letzten Bild wird – obwohl Bärbel keine manifeste Bulimie bekam! – der Doppelaspekt der *«ausbrechenden» Gefühle* wie auch das für diese Phase so häufige Symptom, das *Ausbrechen des* allzu viel *Gegessenen symbolisch* deutlich (die rosarote «Masse» auf der linken Seite des Bildes könnte auch an den ausgestülpten Mageninhalt erinnern). Der Stiel als Äquivalent der Leiblichkeit ist hier übrigens «gebrochen». Aber Bärbel hat die Klippe überwunden. Sie, die damals die wenigen Schritte zum bösen Zukunftsufer nicht tun konnte, hat sich in einem außereuropäischen Land eine berufliche Existenz und einen Freundeskreis aufgebaut. Sie fürchtet keinen Rückfall mehr, wenngleich sie sich immer noch für übersensibel hält, wie sie kürzlich schrieb.

Läßt uns *Bärbel* durch ihre *Bilder*reihe an der Schwierigkeit und Möglichkeit teilnehmen, eine tragfähige Balance zwischen Extrempositionen zu finden, so verdeutlicht die seinerzeit 14 Jahre alte *Corinna* «das Kippen» in die Bulimie und die Problematik des Mittel-Maßes vor allem durch ihre Fähigkeit, «anschauliche» *Worte* zu finden.

1.2.2 Corinna: Ich, ein einziges Extrem voll riesiger Gegensätze

Bei Corinna hatte sich die Übergangsphase von der Anorexie zur Bulimie – ohne daß wir es verhindern konnten – von heute auf morgen ereignet. Sie erlebte im KB, als Sinnbild des nicht vollziehbaren Schrittes über die Schwelle zur Erwachsenenwelt, daß ihr immer dann, wenn sie durch eine Tür wollte, ein Brett vor den Kopf fiel.

Nachdem sie in der elften KB-Sitzung spontan eine Zwillingsgestalt imaginiert hatte, mit der sie sich in einer Alter-Ego-Phantasie abwechselnd als stark und autonom oder hilflos-abhängig erlebte, konnte sie zum erstenmal aufrecht durch eine Tür gehen, was sie mit einem fast erschrockenen «Hu, ich hab's geschafft!» – Ausruf quittierte. Von da an ging es rapide aufwärts, jedenfalls mit ihrem Gewicht, denn danach aß sie reichlich.

Drei unterschiedliche Schriftproben (Abb. 10a, b, c) können u. E. nicht nur als Zeugnisse eines Gesinnungs-, sondern auch eines Strukturwandels von Corinna angesehen werden. Zu Beginn (Abb. 10a) (als sie körperlich ein erhebliches Untergewicht hatte und sozusagen nur noch mit Reservetank fuhr) sehen wir eine druckschwache, zwanghafte «Schulmädchen»-Schrift. Z. Zt. des «Durchbruchs» (Abb. 10b) ist der zwanghaft-eingeengte Charakter noch erkennbar, die Druckstärke (beginnende Ich-Stärke?) aber viel ausgeprägter (am Original deutlicher erkennbar als an der Reproduktion). Drei Monate später bekommen wir einen Ferienbrief (Abb. 10c), bei dem man zunächst den Eindruck hat, es müsse sich um eine andere Schreiberin handeln. Das Sistieren des überkontrollierten Eßverhaltens korrespondiert mit einem aufgelockerten, vergleichsweise unkontrollierten Schriftbild (teils Links-, teils Rechtsschräglage). Das entspricht auch der damaligen psychischen Verfassung von Corinna. Aus dem zwanghaft-depressiven, zurückgezogenen Schulmädchen war eine eher extravertierte Jugendliche geworden. Ein ekstatisches Gedicht, das sie einige Zeit später verfaßte, mag das verdeutlichen.

«Ich ein einziges Extrem voll riesiger Gegensätze.
Habe ich nicht viele Leidensgenossen?
Wo seid Ihr? Kommt her zu mir!
Wir wollen uns aussprechen, anhören,
verstehen lernen, gemeinsam erkennen.

Wir, das Alter der Problemgebirge.
Wir, im großen Kampf um Selbständigkeit und Unabhängigkeit.

Wir, laßt uns zusammengehören.
Wir, das Leben.
Wir, die kleinen Flammen, die zum lodernden Feuer werden.
ich ich ich – ihr ihr ihr – Wir Wir Wir ...
El Mundo, my friend.»

Diesem Hymnus fügt Corinna folgende Zeilen bei: «Heute habe ich mich vollgefressen, erbrochen und wieder vollgefressen. Warum? Unzufriedenheit, Unausgeglichenheit, Angst, Leere in der Seele? Mir ist elend. Im Magen und in der Seele. Wann werde ich wieder ein gutes Verhältnis zum Essen haben, wann wieder mit Genuß essen können? Essen, weil man es muß, um zu leben, Essen als Kommunikation. Und nicht still, heimlich und allein alles hineinstopfen, was man finden kann. Erst die Magersucht: Abscheu gegen alles, was man kauen und herunterschlucken muß, Verweigerung der Nahrungsaufnahme, bis ich ein Skelett war. Dann: Fressen mit Abscheu und Selbstverachtung, symbolische Füllung seelischer Leere. Selbstbestrafung durch wahlloses Herunterschlingen. Wie z. Zt. der Magersucht verkrieche ich mich am liebsten irgendwo, wo mich keiner sieht, und doch, die Sehnsucht nach Menschen ist größer denn je, und auch Kontakte knüpfen fällt mir leicht, so leicht. Voraussetzung: Leerer Magen. Ansonsten: Selbstmordgedanken, Haß auf mich selbst. Wie paradox!»

Hier dokumentiert sich, daß die Überwindung der Anorexie-Phase nicht in eine zunehmende Selbst-Zufriedenheit mündet, sondern, daß nur die *Kehrseite der vorher abgewehrten Impulse präsentiert* wird – Orchideen-Eigenschaften, um in Bärbels Bild zu sprechen.

Ein Mittel-Maß von «Normalität» scheint für Corinna nicht (er-)lebbar zu sein: «Ich ein einziges Extrem voll riesiger Gegensätze», so charakterisiert sie sich selber.

Ähnlich wie Bärbel hält auch Corinna einige Jahre später *Rückschau.* Was Bärbel in Bildern sagt, wiederholt Corinna in folgenden Worten:

«Wenn ich auf die magere Zeit zurückschaue, dann sehe ich mich (etwas tun), aber ich sehe keine wirkliche Regung, sondern eine Marionette, die sich fühllos-verbittert-verbissen durch Zeit und Raum bewegt. Es war Finsternis in mir und um mich, ich war stumm, begrifflos, ein dumpfes, unklares, VERBOTENES Gefühl. Erhellt war einzig die Vision eines mageren Körpers, auf die ich mit all meiner Kraft zugehen mußte, ohne sie zu erreichen ...

Nachdem ich die Tür im KB durchschritten hatte und wild und süchtig Nahrung in mich hineinzustopfen begann, FÜHLTE ich zum erstenmal Verzweiflung, und ich begann zu BEGREIFEN, wie haltlos verängstigt und unsicher ich war; daß auch die Magerkeit kein Halt, sondern nur Trug gewesen war.

Während ich standhaft dünn war, gab es nur ein Problem für mich: Dünn zu bleiben; alles andere war mir gleichgültig, höchstens lästig. Ich tat, was von mir verlangt wurde, interessierte mich aber nur für alles Meßbare: Gewicht, Kalorien, Zensuren. Ich *konnte* mich gar nicht elend fühlen, *durfte* es nicht. Diese Stumpfheit platzte auf, als ich mich plötzlich vom Boden erhob, um aufrecht zu gehen (der Türdurchtritt). *Und genau so heftig, wie ich zu essen begann, kamen meine Gefühle* – und ich fühlte mich elend wie nie zuvor, weil ich alle Abgründe sah und meine Ohnmacht und Angst spürte.

Was immer *Sie* an Problemen unter meinem Magersuchtpanzer erblickt haben mögen während der ersten Sitzungen, was auch immer ich als *Magersüchtige* dazu erzählt haben mag: *Meine* Probleme sind das erst gewesen, als *meine* habe ich sie erst *(an)erkannt*, als das «Brett» vor meinem Kopf weg war und die Türen mir nicht mehr in den Rücken fielen.

Es ging mir besser (ach «besser», dieses platte Wort ...), weil Dornröschen aus dem Schlaf erwacht war. Es ging mir nicht besser, sondern ich war zum *Leben* zurückgekehrt. Und damit hat für mich der *Kampf* eigentlich erst begonnen, um mein Bewußtsein, um ein Selbstbewußtsein, das einen eigenen Sinn, *Eigensinn*, hat. Das ist heute noch mein Kampf, wenn auch längst nicht mehr auf der gleichen Ebene wie zu Anfang.»

Was Corinna erst nachträglich in Worte fassen kann, ihre heftigen Gefühle und ihr wilder, süchtiger Drang, alles in sich hineinzustopfen, die Angst vor den Abgründen, läßt ahnen, wie *notwendig* die *Abwehr des Abgründigen durch die Magersuchtzwänge* gewesen sein muß. Für Magersüchtige ist es dann nicht selten «näher»-liegender, von einer Größenvorstellung in die andere zu fallen (heiliges Fasten oder heilloses Fressen) als einen eigenständigen «Kampf» zum Normalverbrauchertum im Mittelfeld aufzunehmen.

Corinna hat uns freigestellt, auch weitere Briefpassagen zu veröffentlichen. Diese Dokumente können noch einmal verdeutlichen, daß es sich bei der Magersucht nicht (nur) um eine passagere Reifestörung, nicht (nur) um ein Eß-Problem handelt oder (nur) um hormonelle Verschiebungen, die ein gestörtes Eßverhalten bedingen. Corinnas «Gier», bzw. die totale Negation derselben, bezieht sich im Grunde auf alles, auch auf das zwiespältige Einverleiben von geistiger Nahrung (Bücher), wie auf die Zuwendung von und zu anderen Menschen.

Zitate von Corinna:

«Wenn ich mich hinwerfe und fresse, trotze ich der Einsamkeit und der Angst ... wenn ich fresse, trotze ich auch dem Schlankheitsideal, gebe mich eine Orgie lang der Wollust des Dickwerdens und einem grandiosen Phantasma des Fettseins hin. Wenn ich fresse, *brauche ich niemanden*, warte nicht mehr, daß jemand kommt oder ich zu jemanden hingehe. Mit Schrecken und Faszination erlebe ich mich fressend als ein unersättliches und in seiner Gier monströses, beziehungsloses Ungeheuer ... Über dem zum Platzen vollen

Magen und der Dumpfheit des Übersättigtseins bricht der Trotz zusammen ... Jetzt fühle ich mich einsam, ekelhaft, minderwertig, geistlos; jetzt habe ich Angst vor dem Fettwerden und muß handeln, muß mir den Magen umdrehen und das Gefressene hinauswerfen und mit ihm die Dumpfheit und Tatenlosigkeit. Es ist eine Katastrophe, wenn die Finger umsonst im Rachen wühlen, wenn sie nur Hustenanfälle auslösen, anstatt Brechreiz hervorzurufen. Ich gebe dann lange nicht auf, kämpfe verbissen und brutal: Es geht um mein Leben, meine Selbstachtung, meinen Verstand, das Zeug muß heraus, sonst werde ich verrückt ...

Nach einem *erfolglosen Kotzversuch* stürze ich in *rastlose Aktivitäten*, die vor allem nur eins sein müssen: Körperlich anstrengend. Was durch den Schlund nicht wieder hinaus will, das muß durch die Poren ausgetrieben werden ...

Nach dem Kotzen ist *wieder alles möglich*, ein *Neubeginn* auf dem *Nullpunkt* sozusagen. Ich kann dann sehr konzentriert in Aktion treten: Das *Kotzen hat sich gelohnt*. In den meisten Fällen *aber* bleibt *schließlich* nur das *Weiterfressen*, um mich über die *unerträgliche Leere hinwegzubetäuben*. Manchmal aber habe ich mich ganz gut in einem Buch festgelesen, so daß ich nach dem Kotzen ohne zu essen weiterlesen kann ...

Eine weitere Sache ist das Erleben des Körpers. Beim Fressen spüre ich ihn immer weniger, je voller ich bin. Beim *Kotzen* gewinne ich das *Körpergefühl* zurück, über den *Schmerz*, den ich mir damit zufüge ...

Die *Freßsucht trübt* auch *meine Beziehung* zu K. Oft frage ich ihn aufs Abscheulichste aus, ob er und wenn, was er gegessen hat ... Ich reduziere ihn damit auf einen Eß-Apparat, immer dann, wenn ich mich selbst so fühle und verhalte ...

Nur in der Kanalisation ist die Nahrung vor meinem gierigen Maul sicher, erscheint es mir dann. Für die *Katharsis* sorgt die *Wasserspülung des Klosetts*. Ohne das Kotzen wäre ich – Nichts. Wie merkwürdig das klingt. Aber mit dem Symptom fühle ich mich, wenn auch als jämmerliches, aber wenigstens: Etwas ...

Die *Rede* eines anderen, der Klumpen *Speisebrei*, stecken wie ein *Fremdkörper* in mir. Beides negiert mich, anstatt mich zu bereichern, ich kann nicht konstruktiv damit umgehen. Das Gegebene erlebe ich als Eingetrichtertes: So bin ich einmal der ewig belehrte Schüler, in der anderen Situation der *ewige Säugling, der vollgestopft wird* – ob er satt ist oder nicht. Am Ende dieses als *Stopfungsvorgänge* erlebten Prozesses (Wissen und Nahrung verschmelzen zeitweilig zur Ununterscheidbarkeit) entsteht so etwas wie eine *existentielle Panik*. Ich kann mich nicht mehr rühren, ich werde ersticken ... Die *Gedanken* in meinem Kopf *kann ich nicht abstoßen*, zerreißen, vernichten; ihre Manifestation als Bücher wage ich nicht wegzuwerfen, eigene schriftliche Produkte schon eher. *Das Essen aber kann ich* schamlos-beschämt *herauskotzen*. Weg damit. *Ich spalte das Vernichtende ab und kotze es heraus*. Zurück bleibt aber nur eine Hülle. Nur manchmal schlägt die Stimmung nach dem Kotzen auch in Euphorie um, der Neubeginn auf dem Nullpunkt.

Leere bedeutet: Ich kann mir Ruhe, Nichtstun, Erschöpfung nicht zugestehen, verlange immer von mir, etwas zu tun. Bei mir ist es vor allem das Lesen, denn ich definiere mich ja zum großen Teil negativ über nichtgelesene Bücher. Überhaupt fällt mir immer wieder auf, daß meine *«Identität»* sich fast ausschließlich über das bestimmt, was ich *nicht bin*. Damit kann ich es umgehen, mein eigenes Maß zu finden. Ich *lebe nur in Vergleichen* und in Angst und Schrecken vor der Konkurrenz besserer anderer ... An einem Tag in der vergangenen Woche hatte ich abends nichts zu tun. Da hätte ich lesen können. Ging aber nicht. Ich hätte ja zehn Bücher auf einmal lesen müssen. Das geht nicht – also geht lesen gar nicht. Immer diese Extreme!»

Soweit Corinnas Bekenntnisse ihrer inneren und äußeren Selbstentleerungen. Wir meinen, daß ihre überdeutlichen Worte und Metaphern keines Kommentars und keiner Interpretation bedürfen, da Corinna in all den leidvollen Jahren gelernt hat, sich am besten selbst zu interpretieren.

1.2.3 Eigene Betrachtungen zur Anorexie/Bulimie-Paradoxie

Uns scheinen Corinnas Aussagen nicht übertrieben. Sind wir doch als Zeugen nicht selten mitbetroffen von der Gewalt der «Wende», wenn die asketischen Barrieren zusammenbrechen. Aber stehen wir – wenn wir diese Aussagen exemplarisch publizieren – nicht in Gefahr einer voreiligen Verallgemeinerung? Kennen wirklich *alle* Magersüchtigen das *Gegenbild*, die Kehrseite des jeweils nach außen gekehrten Bildes?

Natürlich gibt es – vor allem graduelle – Unterschiede. Es gibt schon 13-, 14jährige Bulimikerinnen, die sich so «herunterkotzen», daß sie es mit dem Minigewicht jeder «reinen» Anorektikerin aufnehmen können. Wir sehen umgekehrt aber auch Anorektiker/innen, die (vgl. z. B. Bärbel) nicht manifest in die Bulimie kippen. Hyperorektische Freß-Phantasien und/oder Träume scheinen allerdings mehr oder minder *alle* zu erleben. Auf Befragen bekommen wir jedenfalls entsprechende Antworten – gepaart mit der noch lange nachwirkenden Angst, wieder zu dick zu sein oder zu werden. Diese Angst würden die Kranken nicht empfinden, wenn sie nicht von dem geheimen Zweifel genährt würden, erneut einer unkontrollierten Maßlosigkeit anheimfallen zu können. Überdies erleben gerade auch die besonders Asketischen ihre heimlichen (!) Eßphantasien, wenn sie sich stundenlang in der Küche aufhalten, für die Familie kochen und backen und/oder stellvertretend ihre Geschwister manchmal fast gewaltsam «vollstopfen», wie Corinna das nennt. Andere widersprechen dem «reinen» Fasten-Ideal dadurch, daß sie sich «saugend satt» sehen oder riechen (wie es eine Anorektikerin einmal beschrieb, als sie an einem Bäckerladen vorbeikam). Auch kleptomane Übergriffe gehören hierher.

Ein Beispiel:

Die magersüchtige Anne *pflückt* im KB *«massenhaft»* Äpfel und möchte eigentlich reinbeißen. Sie kann sich aber nur ein *«Vollsaugen am Duft»* der quasi spiritualisierten Früchte gestatten. In einem anderen KB (immer noch z. Zt. der «reinen Anorexie») erlebt sie sich vor dem Kühlschrank sitzend und kauend in einer Art Embryohaltung, abwechselnd Quark und Käse krümelnd, zerbeißend und sagt wörtlich: «Als ob der Mund allein weiterbeißt, wie tierisch.» Hier wird der *Verleugnungscharakter* die Abspaltung *der «oralen Gier»* besonders deutlich: Es ist der tierische, der leibliche Mund, nicht ich, das geistige Wesen.

Wir möchten da, wo es nur zu derartigen (meist vorübergehenden) *Ersatzbefriedigungen* kommt, von einer *«latenten» Bulimie* sprechen, die in eine manifeste Bulimie führen kann, aber nicht muß. Daß es umgekehrt Bulimiker/innen gibt, die keine vorausgegangene Anorexie-Phase gehabt haben, ist bekannt. Auch hier gibt es u. E. jedoch die *«latente» Anorexie* im Hintergrund. Wir kennen jedenfalls keine Bulimikerin, die zufrieden mit ihrem Freß-Kotz-Verhalten ist, die nicht davon träumt, das gewünschte Gewicht durch (müheloses) Fasten zu erzielen und unabhängig vom Freßtrieb zu leben. – Jenes «falsche Glücksgefühl», wie es eine von ihnen nennt, «wenn ich wirklich wenig gegessen habe, und dann dieser tiefe Fall, das lähmende Gefühl, wenn ich dem Hunger nachgebe, in kurzer Zeit mich alles zerstört, was vorher mühsam errungen wurde».

Wir meinen also, daß die *verschiedenen Magersucht-Bilder* in ihren diversen Manifestationen sehr viel *mehr Gemeinsamkeiten als Unterschiede* erkennen lassen. Wenn sich die Extrem-Positionen von Corinna für die eine oder andere Anorektikerin/Bulimikerin möglicherweise als überzeichnet ausnehmen mag, so betrachten wir Corinnas Ausführungen über die *enge Verknüpfung von Eß- und Beziehungsschwierigkeiten* jedoch als absolut repräsentativ für *alle* Magersucht-Formen. Wir kennen nicht wenige, die das Eßverhalten steuern können, die aber nach wie vor durch die früher zitierten Nähe/Distanz- sowie Abgrenzungs-Probleme nicht in der Lage sind, tragfähige Bindungen einzugehen.

1.2.4 Die Verschränkung von Eß- und Beziehungsproblemen

Die *enge Verknüpfung von Eß- und Beziehungs-Thematik* soll noch einmal durch zwei kurze KBs (von anderen Patientinnen) illustriert werden

Die ehemals anorektische, inzwischen bulimische Yvonne, 19 Jahre, bildert das Bergmotiv (Abb. 11); einen unheimlich großen, eisigen Berg im Nebel, an den sie nicht herankommt. Sie geht auf einer asphaltierten Landstraße durch ein Touristendorf, mit vielen Läden und Menschen auf der Straße. Das Wetter im Dorf ist schön, sie genießt alles in der Unverbindlichkeit der Touristen-Atmosphäre, fühlt sich – ebenfalls Touristin – frei und ungebunden, solange sie durch das Dorf geht. Am Ende desselben entdeckt Yvonne, daß die Straße durch einen Tunnel in den vor ihr liegenden Berg führt. Sie weiß, «daß die Straße irgendwo rauskommt und weitergeht, aber nicht wo und wie» (keine Zukunftsperspektive). Yvonnes Stimmung verändert sich abrupt. Sie empfindet Einsamkeit, Trostlosigkeit, die Leere und Schwärze des Tunnellochs erschreckt sie zutiefst, «danach kommt nichts». Sie kann nur so weit gehen, wie der Garten des letzten Hauses reicht, dort möchte sie sofort wieder in den Touristen-Rummel zurückkehren – «zu den Geschäften und Leuten, bloß nicht allein sein!» Auf die Frage, ob es nicht irgend etwas Hilfreiches gegen ihre Angst gäbe, daß sie wenigstens zum Tunneleingang gehen und einmal hineinschauen könne, fällt ihr schließlich nur ein: «Vielleicht ein Eis, dann bin ich *abgelenkt* und *nicht mehr so allein* (!)». Auf dem Bild hält sie das Eis in der linken Hand, so «als ob ich mich an irgend etwas festhalten muß». Sie kommt aber auch mit Hilfe des Eises nur bis zum Tunneleingang und muß dann umgehend kehrtmachen, obwohl sie erkennt, daß «die Leute auf der Straße» ihr eigentlich nichts bedeuten. Sie geben ihr nur die Illusion, nicht ganz verlassen zu sein.

Themen, wie Verlassenheitsängste, Leere, die Yvonne symbolisch mit Nahrung (Eis!) vergeblich überwinden möchte, werden auch bei Gudrun, 20 Jahre alt, ebenfalls eine «gekippte Bulimie», durch das KB transparent (diese Falldarstellung wurde uns von einer Kollegin berichtet).

Gudrun soll sich einen weiblichen Vornamen vorstellen und einen dazugehörigen Menschen (meist stellt sich eine «Ich-Ideal-Gestalt» ein). Sie visualisiert eine Freundin, die sie tatsächlich zunächst sehr idealisiert. Dann wechselt die Stimmung. Gudrun glaubt, daß die Freundin ein anderes Mädchen bevorzugt. Sie erlebt Enttäuschung, Neid, Zorn und ein zunehmend bitteres Gefühl des Alleingelassenseins. In diesem Zustand sieht sie, wie sich in ihrer Leibesmitte ein Loch befindet, und es überfällt sie der unwiderstehliche Drang, das Loch zu füllen – *materieller Ersatz für die aus der Enttäuschung resultierende seelische Leere*.

Das Bedürfnis, «sich den Bauch vollzuschlagen» bei emotionalen Enttäuschungen, ist ja auch Normalverbrauchern nicht unbekannt. Der Unterschied ist aber der, daß es hier bei einer (oder mehreren) *Reaktionen* bleibt, während Magersüchtige dies Bedürfnis nicht mehr «stillen» können oder es rigide abwehren müssen. «Wenn ich erst einmal anfange zu essen, dann kann ich nicht mehr aufhören, bin ich für immer verloren.» Solche und ähnliche Aussagen, die wir immer wieder hören, würden wohl kaum einem Nicht-Magersüchtigen einfallen, selbst wenn er sich *momentan* aus einem Impuls heraus vollstopfen muß.

Desgleichen würde ein Nichtbetroffener wohl kaum auf den Gedanken kommen, seine Mahlzeiten durch Abteilen von winzigen Portionen zeitlich endlos zu dehnen und zu ritualisieren. «Heiliges Fasten» scheint uns da kein übertriebenes Wort. Wenn sich umgekehrt einmal jemand überfressen hat, könnte es durchaus zu einem – vielleicht sogar willkürlich unterstützten – Übergeben kommen, aber wohl kaum zur «panikartigen» Abhängigkeit von dieser Prozedur.

Wir meinen also, daß hier *nicht quantitative, sondern qualitative Unterschiede* zum «Normal-Verhalten» bestehen, die die Frage nahelegen: Warum können Nicht-Magersüchtige ihre «oralen Bedürfnisse» steuern, und warum verlieren Magersüchtige diese Fähigkeit, die sie ja vorher (als Kinder) noch selbst-verständlich zu haben schienen? «Ich verstehe nicht, wie ich früher so naiv essen konnte», resümiert eine von ihnen.

Das, was wir wiederholt als «fehlende Mitte» oder «fehlendes Mittelmaß» apostrophiert haben, mit der daraus resultierenden Unfähigkeit des Ein-Haltens (von Grenzen), der Unfähigkeit, «Leib und Seele zusammenzuhalten» und nicht in «gute Geist»- und «böse Körper»-Anteile zu spalten, Spannungen und Gegensätze auszuhalten, sich aus Abhängigkeiten von anderen zu lösen, ein eigenes Identitätsbewußtsein zu entwickeln – alle diese Mangel-Merkmale lassen sich u. E. nur aus einer mindestens dualen, wenn nicht weiterreichenden, Beziehungs-«Geschichte» erklären, deren Wurzeln bis in die früheste Kindheit zurückgreifen und Eltern wie das (später magersüchtige) Kind gleichermaßen betreffen.

Hier knüpft auch die nächste Fragestellung an: Wenn Essen zu tun hat mit Kommunikation, mit menschlicher Nähe; andererseits auch zum Verschlingen (oder Verschlungenwerden) geraten kann und damit Distanz alarmiert, wenn es zudem für verbotene Selbsterkenntnis (Corinnas «verbotenes Gefühl»; das Essen der «verbotenen Frucht» im Paradies) steht, dann scheint es nicht mehr so abwegig, daß Autonomie-Bestrebungen, Corinnas *«Kampf um den Eigensinn», gerade an der Essensfront* aufleben. Warum dieser Kampf bei Magersüchtigen so aussichtslos ist, soll im nächsten Kapitel ausführlicher untersucht werden.

Zum Abschluß dieses Kapitels möchten wir noch einmal folgendes *zusammenfassen*:

Graduelle Unterschiede bedingen noch nicht – bzw. nicht zwangsläufig – prinzipielle Unterscheidungen. Ähnlich wie man beispielsweise bei Masern die leichten, abortiven Formen, wie auch schwere Verläufe, die mit einer Lungen- oder Gehirnentzündung einhergehen, immer der nosologischen Einheit-Masern zuteilen wird, möchten wir unser Verständnis von Magersucht definieren: Es gibt Extremformen, sowohl auf der anorektischen, wie auf der Bulimie-Seite, und es gibt «Mischformen» verschiedener Schweregrade, die wir alle dem übergeordneten Begriff «Magersucht» subsumieren würden. Basieren sie doch alle auf derselben *«Grundstörung»* einem mit einer tiefen Selbstwert-Krise einhergehenden, manipulativen Eß-Verhalten, das mit auffälligen Wahrnehmungsstörungen einhergeht: Weder die äußeren (Leibesumfang), noch inneren Körperrealitäten (natürliche Gefühle von Hunger und Sättigung) können klar erkannt und berücksichtigt werden. Statt dessen kommt es zu zwanghaften, an äußeren Werten und Maßen orientierten Über-Kontrollen oder schuld- und schambesetzten Kontroll-Verlusten – mitunter im täglichen Wechsel von einer zur anderen Extremform.*

---

* Boskind-Lodahl (1979) spricht vom «Kreislauf von Fasten und Fressen», den sie mit dem nicht unbestrittenen Begriff «Bulimarexie» kennzeichnet.
Im «Diagnostic and Statistical Manuel» (DSM III), der amerikanischen Diagnostik-«Bibel», ist die Bulimie hingegen als eigenes Krankheitsbild aufgeführt.
Fichter (1985) konstatiert: «Es bleibt offen, ob Bulimie tatsächlich als eigenständiges Krankheitsbild (wie in der DSM III vorgesehen) angesehen werden soll.» (S. 278)

2. Familiäre Aspekte der Magersucht

2.1 Das Hausmotiv: Wo ist mein Raum?

Monika, deren gespaltene Blumenanteile wir im ersten Kapitel vorgestellt haben, konnte nach 30 Behandlungsstunden – äußerlich betrachtet – als geheilt angesehen werden. Sie hatte keine Eß-Probleme mehr, die Periode kam regelmäßig, und sie hatte außerhalb des Elternhauses mit einer Ausbildung begonnen. Eineinhalb Jahre nach Beendigung ihrer Behandlung meldete sie sich jedoch wieder und bat wegen ihrer *Beziehungsprobleme* erneut um eine Therapie.

Als sie noch einmal das Wiesen-Motiv einstellt, sieht sie zunächst eine Wiese ohne Grenzen mit spitzen und scharfen Gräsern, auf der sie sich recht verloren vorkommt. Ähnlich wie bei der ersten Wiesenimagination entdeckt Monika statt der Pusteblume diesmal ein *Haus*, auf das sie ihre Aufmerksamkeit richtet. Es ist eine Ein-Raum-Hütte auf hohen Holzpfählen (Abb. 12). Das «Stelzenhaus» irritiert sie so, daß sie beschließt, die Pfeiler abzusägen. Monika muß sich viel Mühe geben, bis das Haus schließlich nach hinten umkippt. Sie scheint erleichtert, «weil man weiter sieht»; sie will aber nicht zu dem Haus hingehen.

Beim nächsten Wiesen-KB steht dasselbe Haus wieder in der alten, unfreundlichen Umgebung. Diesmal kann Monika mit Hilfe einer Leiter hinaufklettern. Sie steigt tief gebückt in die enge Hütte. Außer zwei Holzbrettern an den Seitenwänden gibt es keine Möbel zum Sitzen (Abb. 13). Beim Blick aus dem Fenster sieht sie «nur Himmel»(!). Um die Leere auszufüllen, braucht Monika «etwas Eigenes». Es fallen ihr zwei Kalenderblätter ein, die in ihrem Zimmer hängen. Das eine sieht sie jetzt an der hinteren Wand, eine «tolle Fotografie mit dunkelblauem Himmel und mit drei Herbstbäumen, die am Rand einer Landstraße stehen». Sie betrachtet das Bild, hört dazu klassische Musik, sonst fällt ihr nichts ein. Als sie gebeten wird, noch einmal *aus dem Haus* zu *gehen* und sich draußen umzusehen, hat sie damit große Mühe. Monika wird von einem *wehmütigen Gefühl «zerrissen»*, etwas Schützendes, «irgendwie unheimlich Schönes» zu verlassen, mit der Gewißheit, daß sie nie wieder zurück kann und will. – Als sie endlich unten am Fuß der Leiter angelangt ist, fühlt sie sich wie «wieder hochgesogen» in die Hütte. Sie widersteht aber dem Sog und weiß jetzt, daß sie durch einen Wald muß, den sie weit hinten am rechten Horizont sieht, wenn sie je aus der Enge heraus will.

Was drücken diese Bilder aus? Monika wollte sich noch einmal mit ihren Beziehungsproblemen auseinandersetzen. Wir erinnern an ihre erste Aussage «Ich oder die anderen», d. h. an ihre Schwierigkeit, sich auf Nähe einzulassen und sich dennoch abgrenzen zu können – die Magersucht-Paradoxie: *Angst vor Nähe und Trennung* zugleich zu haben.

Wenn man das Haus als Metapher des Ichs (Leuner) ansieht, so fällt auf, daß es nicht auf dem Boden steht. Es schwebt allerdings auch nicht mehr in der Wolke, wie seinerzeit die Anspruchsblume. Monika fällt bei den Stützpfeilern ein: «Es sind vier, so viele, wie wir zu Hause sind.» Es ist also, wie sie folgert, gar *nicht ihr Haus, sondern* das der Familie, das *Elternhaus*, zu dem sie aber auch gehört.

Im Inneren des Familienhauses finden sich jedoch nicht vier, sondern nur zwei Bänke zum Sitzen. «Mehr Platz als für zwei ist da nicht», sagt Monika. Unwillkürlich denkt man an die enge, symbiotische Zweier-Bindung, und doch ist Monika *allein* in dem leeren Haus ...

Sie spürt, daß sie etwas tun muß! Sie muß etwas Eigenes finden. Es fallen ihr jedoch nur ihre flüchtigen Kalenderblätter als Abglanz der farbigen Welt ein, Reproduktionen, die genauso an vielen anderen Wänden hängen könnten. Aber ein eigenes Haus, ihren *persönlichen Lebensraum*? Allein die *eindeutige Definition der Größe, der Grenzen* des Hauses erscheint ihr – bei ihren widersprüchlichen Idealvorstellungen – (Anspruchsblume kontra Pusteblume) ebenso *unmöglich*, wie das Allein-Wohnen, d. h. ihr Haus von sich aus zu beleben.

Auch in der Realität kennt sie nur den Horror vacui ihres Zimmers am Ausbildungsort, aus dem sie jedes Wochenende flüchten muß. Aber kaum holen sie die Eltern auf ihr Drängen hin ab, so überkommt sie schon im Auto der nächste Horror: Sie hält die Enge nicht aus und möchte gleich wieder raus.

Monika weiß inzwischen, daß ihre Unfähigkeit, sich einen eigenen Lebensraum zu schaffen, mit den ungelösten Problemen zum Elternhaus korrespondiert, und sie entschließt sich, trotz aller Ängste und unter großer Anstrengung, das Stelzenhaus zu verlassen.

Wir haben das Kapitel über den familiären Aspekt des Magersucht-Geschehens bewußt mit dem KB-Motiv des (Eltern-)Hauses eingeleitet. Monika ist ratlos, zeitweise auch resigniert, daß sie mit ihren Beziehungsproblemen nicht zurecht kommt – weder mit Freundinnen, noch Freunden gibt es stabile Partnerschaften. Sie leidet unter diesem «Komplex», vor allem auch unter der Angst, alleingelassen zu werden, «deshalb hänge ich mich lieber an gar keinen ran, obwohl ich mich doch so danach sehne». Durch das KB hat sie zwar die deutliche Einsicht gewonnen, «daß das irgendwie mit dem Elternhaus zusammenhängen muß». Trotzdem kann sie zunächst die Zusammenhänge nicht verstehen.

Tatsächlich ist es u. E. notwendig, zum Verständnis solcher *Beziehungsstörungen* weit auszuholen, und in die *Ursprünge der Familienentstehung* zurückzukehren, was wir mit den folgenden Ausführungen versuchen wollen.

2.2 Frühe Mißverständnisse und späte Folgen

Wir hatten im ersten Teil einige Verbindungslinien, die auch in dieses Kapitel gehören, zunächst nicht weiter verfolgt: Bärbels reinen Kindheitsbach, Monikas Gefühl, man (der Vater) könne ihr «das letzte Hemd ausziehen», die familiäre Flucht-Burg von Claudia oder die «Gitterbettchen»-Sicherheit von Henriekje. Desgleichen deuteten wir an, daß manche Konflikt-Situation mit unerfüllbaren familiären Botschaften zusammenhängen.

Auch der schon erwähnte Begriff der Grundstörung (Balint, 1970), der in die früheste Kindheit zurückreicht, ist nicht verstehbar ohne das unmittelbare Umfeld des Kindes, seine «primären Liebes-Objekte» (in der Regel die mütterlich-kindliche Dyade, die erste «intime» Zweierbeziehung). Balint selbst bezeichnet die Grundstörung «nicht nur als ein intrapsychisches Problem, sondern vor allem ein zwischenmenschliches».

Eine Reihe von namhaften Psychoanalytikern* hat sich in der zweiten Hälfte unseres Jahrhunderts im Zusammenhang mit dem Paradigma der *Ich-Psychologie* auch mit der Theorie der sogenannten *Objekt-Beziehungen* beschäftigt. Obwohl es sich dabei um einen wesentlichen intrapersonalen Prozeß handelt, möchten wir ihn doch im interpersonellen *Familien-Kapitel plazieren*, weil u. E. in dieser frühen Matrix die für Magersüchtige so bedeutsame Wurzel ihrer späteren Abgrenzungsschwierigkeiten, aber auch der Eßprobleme, begründet liegt. Denn: Nicht nur die physische, sondern *auch* die *psychische Entwicklung* des *Neugeborenen* ist aufs engste *mit* der *Nahrungsaufnahme verknüpft*.

Während der Embryo in vollkommener Versorgungseinheit mit der Mutter lebt, vollzieht sich mit der Geburt ja eine radikale Umstellung. Der Säugling muß nun *selbst* saugen, schlucken, schreien, um das Lebensnotwendige zu bekommen – was nicht autonom geschieht, wie etwa das Atmen. So spielt sich in der ersten Zweierbeziehung ein tief emotionales, störanfälliges Mit- oder Gegeneinander ein, das solche Termini wie *Urvertrauen* oder *Urmißtrauen* geprägt hat, da – wie gesagt – der Eß-Vorgang aufs engste mit Beziehungs-Erleben und affektivem Basis-Erleben, wie Zufriedenheit oder umgekehrt Verlassenheits-Angst verbunden ist.

Von dem Psychoanalytiker Hartmann (1978) stammt eine klassisch-kybernetische Beschreibung für diese erste Phase: «Der Säugling tritt mit seinen eigenen, der Anpassung dienenden Apparaten in ein *System* von *Wechsel-Beziehungen* ein, indem seine Regulationssysteme Anpassungsdienste tun, nicht nur für ihn selbst und seine Umgebung, sondern durch sein Einwirken auf seine Umgebung wiederum für ihn selbst, was weitere Anpassungen erfordert, die ihrerseits neue Konfigurationen und Gleichgewichte mit sich bringen.» Hartmann gebraucht auch den sonst von Familientherapeuten adoptierten Begriff «zirkulär» indem er fortfährt: «In diesem *zirkulären* gegenseitig voneinander *abhängigen Austausch*» . . .

---

* Blanck u. Blanck, Hartmann, Jacobsen, Kernberg, Klein, Mahler, Spitz, Winnicott – um nur einige zu nennen.

2.2.1 Zwischen Abhängigkeit und Autonomie

Wir möchten den Vorgang des zirkulären Austausches vor allem auf den Bedeutungsgehalt des Wortes «abhängig» zentrieren: Für jedes Kind (oft auch noch das Kind im Erwachsenen) steht *Abhängigkeit* für den *Ambivalenz-Konflikt* zwischen Geborgenheits- und Versorgungswünschen sowie der Notwendigkeit einer Verselbständigung. Nur wenn letztere im (mehr oder weniger) gegenseitigen Einverständnis wächst, kann sie nicht als Bedrohung für das Kind und/oder Mutter, resp. Eltern erlebt werden. Die *Blockierung* der «bedrohlichen» Eigenständigkeit, betrachten wir als weiteren, folgenschweren Konflikt im späteren «Magersucht-Drama».

Auch «normalerweise» haben Eltern und Kinder durchaus verschiedene Rhythmen und Bedürfnisse, was als Spannung, Entfremdung, ja «Bösesein» empfunden werden kann. So gerät z. B. das an sich «gute» Essen beim Füttern und Gefüttertwerden u. U. zur «bösen» Verführung, Verweigerung oder gar Überwältigung. Bei Beziehungen, in welchen klärende Auseinandersetzungen zugunsten einer idealisierenden Harmonie vermieden werden, führen solche «Überwältigungen» unter der harmonischen Decke leicht zu schwelenden Zweifeln und Schuldgefühlen sowie immer neuen, frustranen Adaptationsversuchen. Es entsteht ein nicht endender Kreislauf angestrengter Bemühungen, es dem anderen um jeden Preis recht zu machen, da die Angst, dessen Zuwendung zu verlieren, offenbar äußerst bedrohlich ist.

Dieses, in Magersucht-Familien auffallende *Bemühen um* die familiäre *Harmonie und Einigkeit* reicht gleichfalls bis in die Frühzeit zurück, häufig sogar in eine Vorzeit, in welcher das Kind noch gar nicht geboren war. Nach unseren Erfahrungen besteht z. T. schon bei den Herkunft-Familien der Eltern eine Atmosphäre tiefer Selbstunsicherheit, die das Ungeborene mit übergroßen Erwartungen und/oder Ängsten umgeben können. Sei es aus einer eigenen, unglücklichen Entwicklung der Eltern heraus oder durch eine besondere Krisensituation bedingt, wird das später anorektische Kind entweder mit überkompensatorischen Wünschen oder mit abgespaltenen (negativen) eigenen Befürchtungen «projektiv besetzt». Auf jeden Fall erhält es eine zentrale Funktion im familiären Wert-System.

Deutlich dokumentierte sich dies am Schicksal der kleinen Gerda. Ihre Mutter war mit 2 Kleinkindern in den Kriegswirren 1945 geflüchtet und in einem engen Notquartier untergekommen. Ihr Mann war im Krieg verschollen. Sie brachte Gerda, «als letztes Vermächtnis ihres Mannes», wie sie sagte, in drangvoller Enge zur Welt. Sie mußte, obwohl sie wenig Milch hatte, Gerda ein Jahr lang voll stillen – «es gab ja nichts anderes». An ein «Stillen», wie es der Name verheißt, war unter den damaligen Umständen jedoch nicht zu denken, oft geschah es in Spannung und Ungeduld: Gerda war «ein schlechter Trinker, und dann hat sie manchmal auch schon direkt ein bißchen gebissen», so erfuhren wir. Was den an sich schon nicht glücklichen Lebensstart des Babys aber besonders belastete, war die Tragik, daß diese Mutter meinte, *alles* gerade *für dies Kind* tun zu müssen. «Ich wollte immer und ganz besonders intensiv für Gerda dasein, sie sollte nichts von den Entbehrungen merken, und wenn ich mein letztes für sie hergab ...» So band sie – ihr selber nicht bewußt – das Kind mit großen Loyalitätserwartungen an sich und ihre Wertvorstellungen. Die sensible Gerda reagierte *dementsprechend* besonders *«feinfühlig»*, und man kann sich unschwer vorstellen, wie das Selbstvertrauen der Mutter in der so ungeborgenen Situation wuchs; wie sie die Bestätigung durch das Kind immer weniger entbehren konnte. Umgekehrt läßt sich ahnen, wie auch Gerda ihre Bedeutung für die Mutter spürte, so daß beide in *absoluter Aufeinanderbezogenheit* alles füreinander taten, damit die innere Übereinstimmung auch weiterhin «stimmte». – Das Beispiel ist von der äußeren Situation her etwas ungewöhnlich, kann aber in seiner inneren Verflechtung als geradezu exemplarisch angesehen werden.

2.2.2 Zwischen gut und böse

Jeder Säugling wird seine ersten Erfahrungen in recht unterschiedlicher Qualität erleben – in einer Skala von gesättigter Befriedigung und Behagen einerseits, wie Hunger, Frieren, Schmerzen und anderen negativen Erlebnis-Qualitäten andererseits. Die ungestörte Versorgungseinheit des intra-uterinen Lebens wird jedenfalls in der Folgezeit – so nehmen wir an – *gespalten in gute und böse Erfahrungen*, die *mit* entsprechenden *guten oder bösen «Objekten» gekoppelt* werden. Erst mit zunehmender «Reife» (es gibt unterschiedliche Auffassungen, wann sich dieser Reifezustand konstituiert) vermag das Kind seine guten *und* bösen Wahrnehmungen als von ein und derselben Beziehungsperson ausgehend zu integrieren. Rohde-Dachser (1988) schreibt dazu folgendes: «Diese integrativen Fähigkeiten ermöglichen es dem Kind zunehmend, nicht nur Gegensatz-Paare wahrzunehmen, sondern auch die durch das Gegensatz-Paar gebildete *Relation* ... und damit auch immer eine Relativierung, *ein Dazwischen, eine Mitte*. Die Einsicht in die Zweiseitigkeit aller affektiven Prozesse stellt ... einen Reifungsschritt allerersten Ranges dar ... An dieser Schwelle vollzieht sich deshalb auch immer der Schritt hin zu einer jetzt *ambivalenten Erfahrung* des vorher ausschließlich geliebten, idealisierten *oder* aber gehaßten, gefürchteten Objekts.»

Im ersten Kapitel konnten wir durch die verschiedenen KBs unserer Patientinnen zeigen, daß es immer um ein Entweder-Oder ging, wohingegen der eben zitierte Ambivalenz-Konflikt, das Dazwischen oder die Mitte, nicht wahrgenommen werden konnte. Es wäre nun zu untersuchen, warum Magersüchtige *nicht* den Schritt zur *Relativierung* von *Gegensätzen* vollziehen können.

Ein ungeschriebenes, aber unumstößliches *Gesetz* in Magersucht-Familien könnte man etwa so formulieren: *Keiner verläßt keinen, so verlassen wir uns auf uns. Autonomiebestrebungen*, die nicht gegen die Familie gerichtet sein müssen, aber gegen das eben zitierte Gesetz verstoßen, fallen automatisch in die *Kategorie «böse»* und umgekehrt wird regressiv-*anlehnendes Verhalten als «gut»* sanktioniert, was die Kinder natürlich – auch wenn es noch so subtil verläuft – spüren. Unwillkürlich werden eigenständige Intentionen im Dienst der Familien-Einheit daher unterdrückt, bis sich schließlich in verhängnisvoller Progredienz das herausbildet, was Stierlin (1975) den «malignen Clinch» der Magersucht-Familie nennt.

Das, was Corinna später ihren Eigen-Sinn nennt, muß demnach ständig unterdrückt werden. Es erfolgt so eine Eskalation von ohnmächtig-unterdrückter Wut, vor allem bei jungen Kindern, die ihren Affekten noch relativ hilflos ausgesetzt sind. Diese Wut hat für das pflegeabhängige Kleinkind so viel bedrohliche und *destruktive Potentiale*, daß sie möglichst umgehend *externalisiert*, d. h. in die Außenwelt verlagert werden müssen. Die *Familien-Allianz* wird umgekehrt *idealisiert* und/oder all-mächtig *potenziert*, um Schutz vor bösen Vergeltungen zu gewähren. So wird die Welt in «ganz gute Teile» oder «ganz böse Gegen-Teile» gespalten, womit zwangsläufig eine *objektive Wahrnehmung der Innen- und Außenwelt unmöglich* wird. Das bedeutet – ich zitiere noch einmal Rohde-Dachser – «daß so gestörte Menschen im Dienst der Spaltung regelmäßig auch bestimmte Ich-Funktionen suspendieren ... Dazu gehören vor allem die Denk- und Wahrnehmungsfunktionen, die Fähigkeit zur Realitätsprüfung und zur integrativen Zusammenschau des Wahrgenommenen und Erfahrenen». Wir erinnern in diesem Zusammenhang an die völlig verzerrten Wahrnehmungen des Körper-Erlebens und die irrealen Gut-Böse-Polarisierungen im Welt-Bezug unserer Patientinnen (das gute und das böse Ufer, beispielsweise).

Die Unfähigkeit, Ambivalenz-Konflikte zu ertragen, verhindert auch eine weitere Entwicklung, die zur Stabilität durch die sog. Objekt-Konstanz führt. Diese ist dann erreicht, wenn das Kind in der Lage ist, zu erkennen, daß die *Mutter* (oder ein anderer nahestehender Mensch) *sowohl-gut-als-auch-böse* sein kann, daß also *Bösesein nicht* zur Bedrohung werden muß, die die *prinzipielle Zuwendung* der Mutter *in Frage stellt.*

Wir möchten hier ein KB-Beispiel einfügen, das die abstrakten Überlegungen konkretisieren kann. Es geht noch einmal um Anne, die sich seinerzeit am Duft der Äpfel «vollsaugte» und sich in einem anderen KB in vorweihnachtlicher Runde mit Geschwistern und Freunden im elterlichen Wohnzimmer erlebt. Sie futtert zum erstenmal (in der Imagination) einfach drauflos. Kekse und Plätzchen, die die Mutter in der Küche bäckt. Dann hat sie das Gefühl, «alle gehen weg. Ich bin plötzlich allein, so unheimlich allein. Ich weiß gar nicht mehr, wo und wie ich bin. Vorher ging ich ganz in den anderen auf, wie von ihnen *einverleibt*, dann wurde ich wieder *ausgespuckt*. Das ist, wie mit *gemeinsamen Gedanken*. Wenn die *weg* sind, habe ich *gar keine Bestätigung* mehr».

In einem anderen KB erlebt sich Anne in tiefer Regression an der Mutterbrust und hat plötzlich heftige Angst, sie müsse in die Brust beißen; nicht nur diese, sondern «*die ganze Mutter*» würde ihr dann *auf immer verlorengehen.* Erst durch Blickkontakt und durch eigenhändiges Heranholen und Wegschieben der Brust kann Anne im KB die ohnmächtige Angst vor der völligen Verlassenheit überwinden.

Die *fehlende innere Objekt-Konstanz* wirkt sich also bis in die Gedankenwelt der 18jährigen aus: Wenn die gemeinsamen Gedanken nicht mehr da sind, existiert sie selbst auch nicht mehr. Sie geht ganz (oder gar nicht) in den anderen auf, d. h. sie ist *völlig abhängig* von der *Anwesenheit eines äußeren Objektes* – wie einst der hilflose Säugling...

Es mag im ersten Augenblick unwahrscheinlich anmuten, daß solche frühen Prägungen sich so spät auswirken können. Die im ersten Teil zitierten KB-Beispiele (Claudias Angst vor der bedrohlichen Zukunfts-Wiese, bzw. Bärbels und Henriekjes Angst vor dem Verlassen des sicheren Kindheits-Ufers) lassen u. E. aber erkennen, daß es sich nicht um theoretische Fiktionen handelt, sondern um *reale Trennungsängste*. Wir möchten an dieser Stelle erwähnen, daß es sich bei den von uns genannten Beispielen nicht um Ausnahmen handelt, denn dieselben Ängste finden sich immer wieder bei Magersüchtigen. Die hier zitierten Bilder wurden nur wegen ihrer besonderen «Anschaulichkeit» ausgewählt.

Es scheint uns noch erwähnenswert, daß die sich in der Pubertät manifestierenden Ängste vor der Separation (vom Elternhaus) zwar in die frühe Entwicklung zurückdatieren lassen; die dazwischen liegende «*Latenzzeit*», in der die Kinder scheinbar prächtig gedeihen und keine Probleme zeigen, ist jedoch *keineswegs bedeutungslos* für das weitere Schicksal. Im Gegenteil, hier verfestigen sich frühe Persönlichkeitsstrukturen und familiäre Muster in der Regel zu immer enger werdenden Kreisen. Das, was Hartmann für die frühe Ich-Entwicklung postulierte, die zirkulären gegenseitigen Anpassungsmechanismen, sind natürlich nicht mit der Säuglingszeit abgeschlossen, sondern ziehen sich wie ein roter Faden auch durch die Klein- und Schulkindzeit fort.

Gerade das, was die später magersüchtigen Kinder während der Latenzzeit so unproblematisch, so vorzeigefähig scheinen läßt, wird ihnen, wenn sie in die Pubertät kommen, zum Verhängnis: Ihre jahrelang eingeübte seismographische Empfänglichkeit, *familiäre* mögliche *Disharmonien* zu erspüren und zu vermeiden, hat sie *nicht* vorbereitet, *eigene* Bedürfnisse und Regungen wahrzunehmen.

2.2.3 Wer ist die (der) Beste?

Wir möchten wieder einmal – um unsere Ausführungen zu konkretisieren – Selbst-Betroffene zu Worte kommen lassen. Den folgenden Brief hat eine Tochter, die jüngere Schwester einer Magersüchtigen, ihrer Mutter geschrieben. Was uns hier so beeindruckt, ist der unterschiedliche Prozeß der Individuation zweier Mädchen in derselben Familie, wobei es der einen (magersüchtigen) Tochter nur möglich ist, in die von den Eltern vorgegebene Identität hineinzuwachsen, während die andere Tochter gerade aus dieser Konstellation ihre Abgrenzungsstrategie entwickeln kann. Erwähnenswert scheint uns hier noch die häufig zu beobachtende *Geschwister-Rivalität* um den *Rang der «Besten»* aber auch die Rolle des *Vaters als Gegenspieler zur dyadischen Koalition* zwischen der Magersüchtigen und ihrer Mutter.

Sonjas Schwester schreibt:

«Ich versuche einfach mal zu ordnen, welche Gründe ich mir für eine Distanz zwischen uns vorstellen kann. Der erste ist auch gleich ein ganz umfangreicher, ungeheuer spannender, der mich seit einiger Zeit mal wieder beschäftigt, nämlich meine Rolle in unserer Familie – aus meiner Sicht.

Mich interessiert besonders meine Rolle in der Geschwisterreihe, und da sehe ich unsere Anfangssituation so: Als Du Sonja (die magersüchtige Schwester) gekriegt hast, hast Du Dir gewünscht, in Sonja noch mal alles viel besser zu machen, als Du es als Kind konntest und durftest ... Du hast Dich völlig mit ihr identifiziert. Als ich dann kam – genau so ungeplant wie Sonja –, war keine Rolle von Dir vorgesehen. Ich habe mich dann – schätze ich – damit beschäftigt, zu suchen, *in welcher Richtung ich* denn – im Gegensatz zu Sonja – *die Beste* sein konnte, welche Rolle ich übernehmen könnte. Das war nicht einfach. Sonja tat nämlich 100%ig, was von ihr erwartet wurde. Da blieb für mich nur noch der Clown, ein bißchen was mit kreativ. Jedenfalls nichts, was Dir und Deinen eigenen, ganz tiefen Vorstellungen entsprach. Ich meine, daß sich schon damals eine Art von Unterschiedlichkeit zwischen uns aufgebaut hat, die eine Distanz begünstigt. Durch *Deine ungeheure Nähe zu Sonja mußte ich* – um jemand sein zu können – zwangsläufig *ganz anders werden.* Und dieses Anderssein ist ein ganz wichtiger Teil meiner Person, ich meine nicht die anderen Eigenschaften, sondern diese Abgrenzung. Hätte ich nicht sagen können: Ich will gar nicht so sein, wie Ihr/Du, dann hätte das geheißen: Ich schaffe es nicht, so gut zu sein. Und das wäre tödlich gewesen ... Ich glaube, ich habe mich damals so ein bißchen in Papas Richtung gewandt, ohne daß ich genau sagen könnte, welche das ist. Jedenfalls war da noch was frei. Zwar habe ich zu Papa nicht mehr Kontakt als zu Dir, trotzdem fühle ich mich Papa irgendwie näher, ähnlicher wohl. Ich hab so das Gefühl: Wir sind beide nichts Besonderes, beide nicht groß ehrgeizig, beide keine Erfolgsmenschen ... Wichtig erscheint mir aber auch, daß ich das Gefühl habe, Ihr beide habt Euch irgendwann mal entschieden, wie Ihr mich sehen wollt, und so bin ich nun für Euch. Dieser Eindruck kam bei mir irgendwann in der Pubertät auf. Da habt Ihr mir Eigenschaften zugesprochen, und ich hatte den Eindruck, keine Chance zu haben, daran irgend etwas zu ändern. Ich konnte tun, was ich wollte, alles wurde so gedeutet, daß es den Eindruck bestätigte, Ihr seht das immer noch so. Jedenfalls ist es ein wichtiger Punkt, denn er war maßgeblich dafür, daß ich einfach von zu Hause ausziehen mußte, sonst wäre ich geplatzt, und noch heute merke ich, daß ich nach einem Besuch bei Euch *immer wieder Kraft brauche, mich von Eurem Bild von mir zu lösen* ... Es ist mir noch wichtig, Dir zu sagen, daß Du nicht darunter leiden sollst. Ich möchte nicht, daß Du Dir ständig Gedanken machst, was Du falsch gemacht haben könntest und welche Schuld Du Dir noch aufladen könntest. Es reicht schon, wenn Du das immer bei Sonja tust.» (Leider, aber sicher nicht zufällig, gibt es keinen entsprechenden «Abgrenzungsbrief» von Sonja an die Mutter.)

Läßt uns dieser Brief der Schwester daran teilnehmen, wie die magersüchtige Sonja als Kind in die unausweichliche Rolle der 100%igen Besten hineingeformt wurde, so gibt ein anderer Brief von einer *Mutter* in ungewöhnlicher Offenheit preis, wie selbstverständlich sie diese, *ihre Tochter, «nach ihrem Bilde»* formen* mußte (Corinnas «Stopfungsvorgänge»).

---

* Wurmser (1987) weist auf den von Schottländer vor etwa 25 Jahren geprägten Begriff der «Blendung durch Bilder» hin.

Zitat: «Gisela war ein reines Wunschkind. Ich war besorgt und unerfahren. Glücklich war ich darüber, stillen zu können. Doch ist mir das Wiegen noch immer in problematischer Erinnerung. Immer war die Angst da, zu wenig Milch zu haben. Ich fütterte mit der Flasche nach. Sie wurde dadurch zu dick. So entwickelte Gisela sich. Sie lief ungefähr mit 13 Monaten, ich stand immer hinter ihr, um sie zu beschützen ... Um Giselas Beweglichkeit zu fördern, meldete ich sie mit ca. 3 Jahren zum Ballettunterricht an. Es war zwar spielerisch, aber immerhin eine Verpflichtung. Ebenso brachte ich sie in den Kindergarten, obwohl sie ihn nicht mochte. Sie freundete sich mit einigen Mädchen an. Im nachhinein muß ich sagen, beging ich jetzt einen der gravierendsten Fehler. Ich mischte mich in Streitigkeiten ein und meinte, Gisela als Gastgeberin müsse immer nachgeben, anstatt daß sie sich durch die Kämpfe und kleinen Raufereien stärkte ... Ich stellte schon in Giselas frühester Kindheit hohe Ansprüche. Sie sollte beweisen, daß Mädchen besser sein können als Jungen. Meine persönlichen Schwierigkeiten und Unzufriedenheit wälzte ich auf Gisela ab. *Sie sollte all das verkörpern, was ich nicht war und bin*: Intelligent, charmant, sportlich, einfach vollkommen ... Ihr Tagesablauf war fast ganz verplant. Zum Spielen blieb nur noch wenig Zeit. In der Schule war sie sehr gut. Ich verlangte aber auch immer hervorragende Leistungen. Um sie noch sportlicher zu motivieren, zwang ich sie zum Leistungsturnen, im Bereich Geräte. Es mußte ein Horror für sie gewesen sein, aber ich fand das wichtig. Vor Arbeiten mußte sie tagelang üben, bei schlechten Noten verlor ich die Fassung und bestrafte sie durch Liebesentzug. Jeden Mißerfolg nahm ich als persönliche Kränkung, es traf mich wahrscheinlich schlimmer als Gisela. Aber durch mein Verhalten zerstörte ich Giselas Selbstbewußtsein. Das ist mir inzwischen bitter klargeworden ...»

Von Gisela liegen uns keine schriftlichen Äußerungen vor, wie sie ihren Formungsprozeß erlebt hat. Es könnte sich vermutlich ähnlich anhören, wie es die gleichaltrige Susanne beschreibt: «Ich war wie ein Stück Knete, das von anderen Händen geformt wurde, willenlos alles mit sich geschehen ließ. Nun haben die Hände es fallen lassen. Was übrig bleibt, ist eine leere Hülle ...» was nur möglich ist, wenn man «alles mit sich geschehen» läßt!

Sind die beiden letzten Schilderungen, die die *Wegstrecke vor der Magersucht* beschreiben, relativ drastisch und z. T. auch kritisch formuliert, so erleben wir sonst eher das Gegenteil: Man gewinnt den Eindruck, daß sich eine ideale Ergänzung elterlicher und kindlicher Intentionen zu einem *harmonischen Gesamtbild* der *perfekten Familie* gefügt haben. Gelegentlich hören wir allerdings auch, daß die Tochter (der Sohn) gar nicht so musterhaft, sondern schon immer eigensinnig gewesen sei und «aus der Reihe tanzte». Es stellt sich dann meist heraus, daß auch diese Rolle mehr oder minder einem Loyalitätsauftrag folgte, der dem (geheimen!) Idol des einen oder anderen Elternteiles entsprach. Der elterliche Delegationsauftrag kann so beispielsweise beim Kind eine trotzig-avantgardistische Haltung produzieren. Das sehen wir dann aber als eine Schein-Autonomie an, die letztlich doch den elterlichen Vorstellungen gehorcht.

Um so rätselhafter scheint den Angehörigen daher der totale Sinneswandel der Kinder, wenn die Magersucht ausbricht. War denn alles Bisherige nur eine Fata Morgana?

2.2.4 Die Rolle der Mütter

Wir denken, daß wir das Rätsel erhellen können, wenn wir uns zunächst den mütterlichen Leitbildern zuwenden, indem wir KB-Bilder einer Mutter vorstellen.

Frau M. erlebt sich im Wiesen-KB in einer «wunderschönen Blumenwiese im Sonnenschein». Sie liegt dort genußvoll ausgebreitet im völligen Einklang mit der Natur. Plötzlich zieht ein Gewitter auf, dem sich Frau M. «ohnmächtig preisgegeben fühlt». In einem nachträglich angefertigten Bild kann man die gespaltene Wiese mit der sonnigen und der bedrohlich-dunklen Seite eindrucksvoll nachempfinden.

Bei einem späteren KB-Aufstieg auf einen Berg erlebt Frau M. das Dunkle gleich zu Beginn. Das Stichwort «Berg» hat mit seinem leistungsfordernden Charakter sofort ein Gefühl von Anspruch und zugleich Hilflosigkeit ausgelöst. Mühsam erklettert sie auf der Schattenseite den steilen Berg. Immer wieder muß sie verharren und sieht sehnsüchtig zu dem ihr verwehrten Sonnengipfel hoch. Als sie schließlich trotz aller Zweifel auf dem Gipfel steht, wird sie überwältigt von dem strahlenden Glanz, der ihr als Belohnung für ihre Mühe zuteil wird. Das Gipfelkreuz erhält einen fast sakralen Bedeutungsgehalt. Frau M. sagt, daß sie sich «Gott nahe» fühle.

Sie interpretiert es im nachhinein so, daß der dunkle und mühsame Aufstieg aus dem Schatten-Berg zum Licht-Gipfel zu ihren Wertvorstellungen paßt. Der (göttliche) Lohn winkt erst nach einem aufopferungsvollen Weg, aber es ist der gute, der richtige Weg. Umgekehrt empfindet sie Faulsein, Genußsüchtigkeit als schlecht und egoistisch. Als sie im Wiesen-KB zunächst nur faul-genießend daliegt, sich «gehenlassend», erfolgen auch prompt die Sanktionen durch das (Straf-) Gewitter. Sie fühlt sich dann durch den Regen geradezu «gereinigt» und ist dankbar, daß sie alles überstanden hat. Aus den beiden KBs wird, meinen wir, die Bereitschaft deutlich, um eines höheren Zieles oder Gebotes willen, auch enttäuschende und mühselige Situationen oder Kompromisse in Kauf zu nehmen. *Opferbereitschaft* ist bei den

Müttern von Magersüchtigen sehr verbreitet. Umgekehrt erleben wir eine große Neigung zu *Schuldgefühlen, wenn* sie ausnahmsweise *«egoistische»* Ziele verfolgt haben.

Margarete Mitcherlich (1987) hat darauf hingewiesen, daß neben dem sich schnell wandelnden gesellschaftlichen «Über-Ich des Massenkonsums» ... «konservativ familiäre Über-Ich-Forderungen» bestehen, welche «die Persönlichkeit spalten können». Wir denken, daß diese Feststellung auf Magersüchtige explizit zutrifft, wobei die eben skizzierten konservativen Vorstellungen sich in erster Linie über die weiblichen Familienmitglieder fortzusetzen scheinen. Die Mütter unserer Magersüchtigen haben sich nie klar von den Vorstellungen ihrer Mütter (Schwieger- und/oder Großmütter) lösen können. Die *Töchter* ihrerseits scheinen wiederum, wenn auch *zwiespältig*, empfänglich für das *«anorektische Wertsystem»* zu sein. – Es fällt uns übrigens auf, wie viele Mütter, selbst wenn sie akademische Berufe gelernt haben oder hätten erlernen können, auf eine Berufserfüllung verzichtet haben, um «ganz für die Familie dasein zu können». Dieses Leitbild scheint für die Töchter aber eher eine negative Auslösefunktion zu haben (s. S. 72 ff).

2.2.5 Wo bleiben die Väter?

Nach unseren Erfahrungen ist die Rolle der Väter nicht einfach und nicht eindeutig zu definieren. Über die frühen Beziehungen zu den später magersüchtigen Töchtern wissen wir nicht so viel wie über die Mutter-Tochter-Dyaden. Fest steht wohl nur, daß die Enge einer ausschließlich dyadischen Beziehung sich schwerlich zu einer offenen Triade erweitern kann, einer Dreier-Konstellation, in welcher einerseits klare wechselseitige Grenzen bestehen, andererseits jeder mit jedem so kommunizieren kann, daß die Ausgewogenheit der Beziehungen nicht gestört wird. Wenn wir von der so wichtigen Rolle der Kinder für die Selbstbestätigung *eines* Elternteiles erfahren, so kann eigentlich der *andere* Elternteil (in den meisten Fällen der Vater) nur der «Zweitbeste» sein, wie es Hilde Bruch einmal formulierte.

Ob die Ehe-Ebene von Anfang an schwächer besetzt ist, so daß das Kind den höheren Rang einnimmt oder ob durch die hohe Besetzung der Elternteil-Kind-Achse nachträglich der andere Partner in den Hintergrund gerät, das dürfte im Einzelfall nicht immer zu klären sein. – Wir gebrauchen hier übrigens bewußt den Ausdruck Elternteil, weil wir meinen, es muß nicht immer die Mutter-Tochter-Dyade sein, es kann sich auch einmal eine Vater-Tochter-Dyade bilden, bei welcher die Mutter die «Zweitbeste» wird. Streckenweise, vor allem in der Kleinkind-Zeit, scheinen sich öfter solche Wechsel-Koalitionen in Magersucht-Familien zu konstellieren, soweit man das später noch rekonstruieren kann. Die Kränkbarkeit des jeweils Außenstehenden und die Neigung, darauf mit Schuldgefühlen zu reagieren, prädisponieren möglicherweise sogar solche Wechsel-Bündnisse, auch um das Gesetz des Zusammenhaltens (keiner verläßt, bevorzugt, keinen ...!) zumindest pro forma zu erfüllen.

Es kann aber auch die allzu große Nähe zu einem Elternteil das Bedürfnis beim Kind auslösen, sich aus der engen Schlinge zu befreien, indem es sich mehr an die andere Seite «hält». (Das wird später im «Lena-Brief» deutlich).

Mit dem Heranwachsen der Töchter scheint sich jedoch das Verhältnis zu den Vätern, zumindest nach außen hin, einheitlicher und klarer zu konstituieren: Sie repräsentieren dann vor allem die Versorger-Rolle; gehen (im Gegensatz zu den meisten Müttern) «ganz im Beruf auf». Der Vater wird entsprechend als «fehlend», als der «nicht Anwesende» oder «Außenstehende» gekennzeichnet. So stellt er sich den ebenfalls außenstehenden Therapeuten auch meist dar.

Wir meinen, daß es aber noch eine andere, verborgene Ebene geben kann, die uns die Mutter der 17jährigen Lena in einem Brief sehr offen und dezidiert enthüllt. Sie schreibt: «Von klein auf leidet Lena mit, wenn es mir nicht gutgeht, auch wenn ich mich nicht mitteile. Es ist bestürzend, wie fein diese Antennen registrieren» ... Hier wird zunächst noch einmal der innige dyadische Bezug zwischen Mutter und Tochter aus der «guten Zeit» vor der Magersucht transparent, wobei die Mutter natürlich genauso «fein registriert».

Aber das Bild verändert sich radikal mit dem Ausbruch der Magersucht: «Wir wagen kaum noch, Empfehlungen zu geben, die Lena eiskalt abtut. Sie sitzt morgens eine halbe Stunde an ihrem halben Weinglas mit trockenem Müsli. Das läuft ab, wie eine kultische Handlung. Wir sitzen dabei wie festgeklebt, verspüren selbst nicht den geringsten Appetit. Ich fühle mich beherrscht, versklavt. Mein aufkommender Zorn wird stets von der Angst verdrängt, sie könne sich das Leben nehmen oder an Entkräftung sterben. Ich schlafe abends mit dem Wunsch ein, morgens nicht mehr aufzuwachen, wenn die Angst wie ein großer Löffel in mir rührt. Ich habe Durchfall, kann nicht mehr stillsitzen, keinerlei Verantwortung für mich übernehmen, weil *ich alle Kräfte für Lena* brauche.

Auch *Lena* hat Angst und ist *sehr besorgt um mich*. Wenn es nicht um das Essen geht, ist sie sehr liebebedürftig. Sie fällt regelrecht in meinen Arm und äußert schließlich, *nur mir zuliebe* in die Behandlung gehen zu wollen. Mein *Mann* ist äußerlich besonnen, seine innere Beteiligung zeigt sich *Lena gegenüber* in *rührender Fürsorge*. Aber es gibt Zeichen der Erschöpfung: Seine Schweigsamkeit, ja *Schroffheit mir gegenüber*.»
Lena definiert die jetzige *Beziehung zur Mutter* mit den Worten: «*Wir haben uns ineinander verloren*». Sie gibt zu, daß sie manchmal so etwas wie Haß aufsteigen fühlt, den sie aber sofort schuldbewußt und voller Angst unterdrückt, denn sie kann ohne die Mutter «nicht sein». Der *Vater*, so sagt sie, sei das *Gegengewicht*, an das sie sich klammert, um nicht total an die Mutter verloren zu gehen.

Hier wird die *zwiespältige Ebene* des *Familien-Musters* deutlich: Der Generationen-Zwischenraum weist eigentlich gar keine Grenzen auf und hat so eine beid- und wechselseitige *Eltern-Kind-Fusion* zur Folge. Die *Ehe-Ebene* des Elternpaares hingegen ist brüchig, *gespalten*. Die Ehefrau erwähnt die Schroffheit des Mannes ihr gegenüber; umgekehrt hören wir, daß der Vater von der Tochter als Gegengewicht zur Mutter gebraucht wird und ihr Fürsorge gibt – eine Fürsorge, die seine Frau sich eigentlich von ihm wünscht, aber nur von Lena bekommen kann, für die sie sich wiederum im Gegenzug fürsorglich aufopfert. Im Endergebnis kann keiner sich vom anderen trennen, auch die einander entfremdeten Eltern nicht, da sie über Lena, das kranke Kind, untrennbar verbunden sind.

Indirekt ist somit die *Rolle des Vaters* in das Familien-Drama-Magersucht *genauso eingebunden* wie die der anderen Teilnehmer. Man erkennt, daß in gegenseitiger Interdependenz alle gleichermaßen daran beteiligt sind, daß keiner sich lösen kann. Es wird auch erkennbar, daß einseitige Schuldzuweisungen an der Realität der zirkulären Verflochtenheit dieser Familien vorbeigehen.

Scheinbar im Gegensatz dazu steht die Erfahrung, daß gerade durch die enge Verflochtenheit der *Veränderungs-Anstoß* nur *eines* Familien*mitgliedes* das *ganze System verändern* kann oder muß. Da wir gerade bei der Rolle der Väter sind, möchten wir ein Beispiel dafür einbringen, daß auch der scheinbar Außenstehende dazu beitragen kann, eine *zirkuläre Kettenreaktion* auszulösen.

Es geht um Frau B., deren anorektische Symptomatik bereits seit über zehn Jahren besteht. Sie kommt zu uns, «weil sie endlich da raus will». Wir haben den Eindruck, daß dieser Wunsch zum Zeitpunkt der Anmeldung noch zwiespältig ist und eine unbewußte Gegenkraft das Rauswollen blockiert. Durch unglückliche Umstände müssen wir zwei Termine absagen und sehen sie so erst drei Monate später. Sie ist nicht wiederzuerkennen: Eine strahlende junge Frau berichtet, daß sie einen Freund habe und mit diesem auch befriedigende Sexualbeziehungen unterhalte. Die Periode sei, obwohl noch gewisse Eß-

Probleme beständen, wiedergekommen. Nach einem, dem ersten, Alleinurlaub habe sie so viele Kontakte geknüpft, daß sie die alten in der Familie aufgeben und in eine Großstadt verziehen wolle. – Was ist geschehen? Frau B. hat in einer Art trotziger Emanzipation, nachdem ihre bösen Therapeuten sie versetzt haben, «plötzlich gewußt, das mußt du doch allein lösen, es ist dein Problem. Keiner kann (will?) dir helfen». Und dann sei es auch gegangen, wie sie nicht ohne Triumph verkündet. Bei Nachfragen stellt sich heraus, daß ihr Vater, Alkoholiker, nach einem Autounfall und anschließendem «Zusammenbruch» sein Trinker-Symptom aufgegeben hat. Die Ehe ihrer Eltern sei seither ungeahnt gut. Die Patientin, bis dahin Bindeglied zwischen den zerstrittenen Eltern, ist nun entbehrlich. Ihre progressive Verselbständigung – das wird im Gespräch deutlich – hätte sich nicht entwikkeln können, wenn der Platz zwischen den Eltern nicht freigegeben worden wäre, d. h. der Vater durch das Aufgeben des Trinkens seiner Frau nicht die Möglichkeit zu einer neuen ehelichen Gemeinschaft gegeben hätte, wozu allerdings auch sie bereit sein mußte.

Die zunächst erstaunliche Spontanheilung von Frau B., welche übrigens anhält, findet eine Erklärung durch die Veränderung ihrer familiären Beziehungen. So innovativ für das ganze System kann also auch einmal der «Zweitbeste» werden!

2.3 Warum gibt es so wenige männliche Magersüchtige?

Eine häufig gestellte Frage heißt, gibt es überhaupt «echte» männliche Magersüchtige und wenn ja, warum sind sie so selten?

Die Seltenheit können wir absolut bestätigen: Unter unseren rund 170 Fällen befinden sich fünf männliche, von denen wir zwei nur flüchtig kennen – alle anderen sind Mädchen oder Frauen zwischen elf Jahren und Mitte 40 (in einigen chronischen Verläufen).

Die Frage, ob es sich um eine echte Magersucht bei einem Jungen (Mann) handelt oder nicht, möchten wir aus den eigenen Betrachtungen bejahen, selbst wenn ein wichtiges Symptom, das der ausbleibenden Monatsregel, bei Männern natürlich fehlt.

Erst kürzlich berichtete uns der Vater einer magersüchtigen Tochter, er selbst habe eine identische Entwicklung während seines Aufenthaltes in einer Klosterschule erlebt, sogar mit heimlichem Erbrechen, was man eigentlich nur den weiblichen Kranken zuzuschreiben pflegt. Wir haben keinen Anlaß, an dem sachlichen Bericht dieses Selbstbetroffenen zu zweifeln.

Aber auch unabhängig davon sind wir der Meinung, daß es sich um dieselben Phänomene handelt wie bei den weiblichen Betroffenen; dieselben Ängste vor der Verselbständigung, d. h. der Erwachsenen-Identität (inklusive Sexualität), dieselben «Spaltungen» und

Entweder-Oder-Alternativen, respektive Schwierigkeiten, den Mittelweg zu finden, was sich natürlich auch auf das Körpergewicht bezieht. Die Hartnäckigkeit, mit der Jungen oder Männer ihren Körper und das Essen kontrollieren, kann die der weiblichen Magersüchtigen mindestens erreichen, wenn nicht übertreffen. Wir finden auch dieselben familiären Traditionen und Ideale, und doch scheint es einen globalen Unterschied zu geben.

Zur Veranschaulichung dieses Unterschiedes möchten wir das Paar-KB von den Eltern der 14jährigen magersüchtigen Elisabeth wiedergeben.

Im Gegensatz zum Einzel-KB, bei dem es sich um ein duales Setting zwischen Patient und Therapeut handelt, werden im sogenannten Paar-KB zwei Personen gebeten, ein gemeinsames Thema miteinander zu bildern. Der Therapeut greift dabei praktisch nicht durch Rückfragen usw. ein, sondern läßt die beiden ihr Thema allein miteinander gestalten.

Geeignete Paar-Konstellationen können Ehe-, Eltern- oder sonstwie liierte Paare sein, es kann aber auch ein Elternteil mit einem besonders problemverbundenen Kind ausgewählt werden. Wir kommen darauf noch einmal im therapeutischen Teil zurück.

In dem hier zu diskutierenden Paar-KB haben wir die Eltern von Elisabeth, die zu der Zeit zum zweiten Mal wegen ihres gefährdeten Körperzustandes in einer Klinik zur Sondenauffütterung lag, gebeten, gemeinsam etwas zu bildern. Wir erhofften uns davon, Einsichten in die Familien-Problematik zu erhalten, mit der Indikation einer nachfolgenden Umgestaltung der interaktionellen Abläufe.

Die Eltern erhielten die Vorgabe, sich eine gemeinsame Bootsfahrt vorzustellen. Als ihnen dies gelungen war, wurden sie gebeten, ihre Kinder (die kranke Elisabeth und den jüngeren Bruder Hans) in die Szene hineinzuimaginieren.

Es dauerte nicht lange, da hatte sich eine Ausgangsposition entwickelt: Die Eltern hatten sich auf ein Ruderboot geeinigt. Der Vater ruderte, Elisabeth und die Mutter saßen eng nebeneinander auf einer Sitzbank, während Hans am Ende des Bootes etwas für sich tat. Er versuchte, Fische aus dem Wasser zu angeln. Dabei entwickelt sich folgender Disput: Die Mutter läßt Elisabeth (für sich selber) den Vorwurf an den Vater richten, warum sie so was nicht öfter zusammen machten, er hätte ja nie Zeit (das Bild des abwesenden Vaters, der immer arbeitet, auch hier arbeitet er, indem er die Familie rudert). Der Vater wehrt den Vorwurf ab, indem er erklärt: Elisabeth sagt, ihr ginge es gut, sie säße da ganz zufrieden, hätte ihren Arm eng um die Mutter gelegt... Damit unterstreicht er natürlich seine Außenseiter-Position, seine indirekte Botschaft heißt: Laßt mich mal in Ruhe!

Wie sehr die Eltern Elisabeth für ihre eigenen Projektionen, ihre Wünsche und Vorstellungen benutzen, das sei nur am Rande erwähnt. Wir werden es im therapeutischen Teil noch einmal aufgreifen. An dieser Stelle ist es uns wichtiger, zu demonstrieren, *wie wenig Hans* in die Eltern-Ebene *einbezogen* wird. Beide Eltern erklären nachträglich, bei ihm hätten sie auch ein ganz sicheres Gefühl, *der wisse schon, was er wolle.* Um ihn brauche man sich nicht (so) zu kümmern, wie um die kranke Elisabeth; d. h. seine Eigenständigkeit ist unangetastet, selbst als den Jüngeren läßt man ihn «autonom» agieren.

Die Frage, warum Jungen so viel seltener als Mädchen an Magersucht erkranken, scheint durch dieses Bild zumindest teilweise erklärbar. Sie bieten sich offensichtlich weniger an, so möchten wir es ausdrücken, die Magersucht-Rolle im Familien-Verband zu übernehmen. Man spürt das übrigens auch bei Familien-Sitzungen, daß die Ver-Bindungen zu den Jungen im allgemeinen entspannter sind, daß die Eltern weniger Ängste bei der Zukunft-Frage haben. «*Er* wird schon wissen, was gut für ihn ist», sagen sie.

Insofern scheint also die Rolle in der *Familientradition* für die Beantwortung, warum so *viel weniger Jungen* (Männer) erkranken, eine wichtige Funktion zu haben. Ob das wiederum etwas mit weiteren zirkulären, sozio-kulturellen Faktoren zu tun haben kann, möchten wir im dritten Kapitel noch einmal aufgreifen.

Warum aber die *wenigen männlichen Ausnahmen* von der Regel?

Angesichts unserer *geringen Vergleichszahlen* können wir *allenfalls Vermutungen* aussprechen. Mit der Geschwister-Konstellation scheint es nichts oder wenig zu tun zu haben, weil bei uns alles vertreten war, von der Einzelkind-Situation bis zur Relation: Jüngster mit zwei älteren Schwestern oder Mittlerer zwischen zwei Brüdern. Ob sich – ähnlich wie bei der kleinen Gerda – bereits bei der Geburt eine besondere Bindungs-Modalität, gerade für dieses Kind und zufällig einen Jungen ergab, läßt sich von uns ebensowenig «beweisen» wie die öfter zitierte Meinung, daß gerade dieser Junge sich mit diesem, seinem Vater, in der Männerrolle nicht identifizieren könne. Umgekehrt gibt es auch Vermutungen, daß eine besondere Fehl-Identifikation mit der mütterlichen Rolle das Hineinwachsen in die männliche verunmögliche.

2.4 Das Dilemma der gegensätzlichen Botschaften

Während die Töchter bis zur Pubertät die oben skizzierten, tradierten Normen, zu denen im übrigen häufig Diätvorstellungen über gute und schädliche Nahrung gehören, offensichtlich nie in Frage gestellt haben, befinden sie sich an der Schwelle zur Erwachsenen-

Identität vor gänzlich unvorbereiteten Aufgaben. Ihre familiären und die gesellschaftlichen Erwartungen stehen im krassen Gegensatz zueinander. Für Töchter aus dem aufstrebenden Mittelstand, aus dem sich weitaus die meisten Magersüchtigen rekrutieren, gilt heute die Aufforderung, individuelle Erfolge zu erlangen. Dazu gehören neben beruflicher Qualifikation frühe und freie Partnerschaften – oft geradezu als Statussymbol der emanzipierten jungen Frau gewertet. Pflegt das *neue Wert-System* mit den *bisherigen Lebensregeln* völlig *inkompatibel* zu sein, so bleibt eine alte Hauptregel jedoch gültig: die des größtmöglichen äußeren Erfolges, den Magersüchtige wegen des mangelnden inneren Erfolgserlebens so dringend brauchen.

Entscheiden sie sich für den gesellschaftlichen Erfolg, so müssen sie dafür einen hohen Preis an Sicherheit (die häusliche Bindung mit allen Verbindlichkeiten) bezahlen. Sie müssen Ideale über Bord werfen, die sie in ihrer tiefgeprägten Loyalität und Abhängigkeit vom Elternhaus gar nicht aufgeben können. Andererseits wissen sie nur zu gut, daß sie als braver «Hausmütterchen-Typ» ihren gesellschaftlichen Rang, die so wichtige soziale Bestätigung, abschreiben können. Für welches Wert-System sie sich auch immer entscheiden, es kann sie fast nur «zerreißen», wie Monika es beim Verlassen ihres symbolischen KB-Elternhauses konstatiert.

Dazu kommt noch, daß der Konflikt in gleicher Weise von den Eltern gespürt und erlitten wird. Besonders die Mütter wissen, daß ihnen die Töchter mit der Umorientierung zu neuen Normen innerlich entwachsen. Da sie die Bestätigung der auf sie eingestimmten Kinder aber für ihr eigenes Selbstwert-Erleben nach wie vor brauchen (wir erinnern an die Briefpassage von Giselas Mutter), können sie nicht ohne völlige Selbst-Verleugnung einer anderen Lebenseinstellung zustimmen.

Die Kinder-Botschaft: «Sei unser liebes Mädchen» stimmte seinerzeit für beide Seiten ebenso wie der Familien-Konsens: «Keiner verläßt keinen, so verlassen wir uns auf uns». Die neue gesellschaftlich geforderte Botschaft jedoch: «Werde selbständig und gehe aus dem Haus» wird zwar explizit bejaht – auch die Eltern sind abhängig von Normen – implizit bleibt jedoch die Bitte: «Sei unser liebes Mädchen» bestehen. So entsteht eine Doppel-Botschaft (double-bind), auch Beziehungsfalle genannt, weil das von den Eltern noch abhängige Kind nicht zwei kontradiktatorische Aufgaben zu gleicher Zeit erfüllen kann. Wir machen unterschiedliche Erfahrungen mit sogenannten Auslösesituationen. Der Beginn kann «schleichend», ohne erkennbare «Auslöser» sein. Es können aber auch eindeutige Systemveränderungen vorausgehen: Weggang eines Geschwisters, Scheidungsabsichten, Auslandsaufenthalte des «designierten Patienten» u. a. m.

2.4.1 Die Spirale wird immer enger

Hiermit gerät die familiäre Entwicklungslinie vorerst am «Endpunkt-Magersucht» zur aussichtslosen Situation, einer Entscheidungs-Paralyse (Bateson, 1956), bei der eine klare Strategie und Weiterführung nicht mehr möglich ist.

Ein anderer problematischer Wendepunkt für die Töchter liegt nicht auf der mentalen Ebene, sondern er beinhaltet die körperliche Entwicklung. Das Kind wurde bisher durch die Mutter ständig überwacht und «gemanagt». Wir erinnern nochmals an die Briefpassage von Giselas Mutter, die ihre Tochter zum Ballett, zum Leichtathletikunterricht usw. schickte, immer dann, wenn *sie* es für nötig hielt. Sie glaubte, wissen zu müssen, was gut oder nicht gut für Giselas leibliches Wohl war, und *traute* offensichtlich *den eigenen Bedürfnissen der Tochter* nichts zu. Bereits in der Säuglingszeit hatte sie keinen Zugang zu den natürlichen Sättigungsäußerungen von Gisela, aber auch kein Vertrauen zu ihrer eigenen Fähigkeit zum Stillen. Sie *verließ sich* daher auf Zufüttern und Wiegen – auf *meßbare Mengen und Daten*.

Es liegt nahe, daß die Kinder dadurch eine eigene leibliche Vertrauensbasis, ein *Leib-Sein nicht* oder wenig erfahren haben. Fremdbestimmt *besitzen* sie einen *Körper*, der erst in der Bestätigung durch andere auch der ihrige ist. Für sie ist es darum besonders bedrohlich, wenn ihnen während der Pubertät der gewohnte Kind-Körper entwächst und damit zum «Fremd-Körper» gerät, der überdies dem mütterlichen gleicht, wobei wir immer wieder hören, daß Magersüchtige zwar «ohne die Mutter nicht sein können», aber «so wie die Mutter auch nie werden wollen» (Zitate von «Lena»).

2.4.2 Macht und Ohnmacht

In dieser beunruhigenden und hoffnungslosen Lage kommen unsere «Kranken» jedoch zu einer fast genialen Lösung: Die Doppel-Botschaft, sich zu verselbständigen und doch das liebe Kind zu bleiben, vollzieht sich an einem Objekt, das sie jetzt mit eiserner Disziplin kontrollieren: eben, ihren Körper. Er, der aus der vertrauten Form Geratene, zum sichtbaren Träger der gefürchteten Erwachsenen-Identität Gewordene, wird als der «Böse» bekämpft, zugleich durch die anorektische Abstinenz, aber entmaterialisiert und damit doch wieder dem guten geistigen Prinzip unterworfen. In sublimer Doppel-Strategie vermag die Magersüchtige auch ihre Essens-Verweigerung noch als – scheinbare – Anpassung an die Familien-Botschaft zu gestalten: Der Körper wird – zumindest durch die Verleugnungsbrille der Anorexie – wieder zum lieben Kind-Körper zurückverwandelt, und dennoch erweist sich die Tochter an dieser Front mit einem bis dahin ungeahnten Eigen-Sinn als autonom und selbständig. – Subjektiv erleben die Töchter überdies, wie sich durch das Fasten die *anfängliche Ohn-Macht* zu einem *ungeahnten Macht-Faktor* nicht nur über den Körper, sondern auch auf das ganze Familien-System ausweiten läßt, eine Institution, der sie sich ja jahrelang willig selbst unterworfen hatten.

Wir hören immer wieder, daß gerade während der ersten Krankheitsphase dieser Zustand eher euphorisch erlebt wird. Das Hochgefühl der *grandiosen Utopie* einer *Perpetuum-mobile-Unabhängigkeit* verleiht der Magersüchtigen ohne Zweifel eine Identität. Sie fühlt sich den anderen «über»-legen.

Die 17jährige Ulrike macht das in einem 3-Baum-Zeichen-Test (Corboz, 1980) transparent. Bei diesem Verfahren werden die Test-Probanden aufgefordert, drei beliebige Bäume auf ein Blatt zu zeichnen, wobei sich im Nachhinein nicht selten herausstellt, daß die Bäume symbolisch Angehörige der Familie repräsentieren können. In Ulrikes 3-Baum-Test (Abb. 14) sieht man zunächst scheinbar nur einen Baum, in dessen Geäst auf der linken Seite hintergründig aber ein zweiter, ganz ähnlich strukturierter Baum erkennbar wird. Von dem dritten ahnt man nur den Stamm (auf der Abbildung mit einem Pfeil gekennzeichnet), seine Krone geht im übrigen Astgewirr des Hauptbaumes unter.

Zu diesem Bild bemerkt Ulrike, daß sie selbst der starke Baum in der Mitte sei, der die anderen in den Schatten stelle. Sie erklärt dazu, daß sich ja alles um sie und ihre Krankheit drehe. Die beiden beschatteten Bäume seien die Mutter und die jüngere Schwester (welche nach einem Autounfall mit einem Schädeltrauma behindert war). Diese Schwester nun hatte sich in einer scheinbar inferioren Rolle zur «Dienerin» der bulimischen Schwester gemacht, indem sie das von dieser Ausgebrochene auf der Toilette immer wieder beseitigte oder versuchte, sie vom Fressen abzuhalten und dergleichen. Unsere Patientin erkannte aber an der Baum-Zeichnung, daß sie nur aus der Schwäche der Schwester ihre komplementäre Stärke beziehen konnte, womit sie von der Schwester genauso abhängig wurde wie jene von ihr. (Corinna: Ich lebe nur in Vergleichen!)

Die Dritte im Bunde, die Mutter, komplettierte das verwirrende Machtspiel noch dadurch, daß sie alternierende Bündnisse zwischen den Töchtern einging, ein Knäuel, in dem auch sie (schließlich) keinen eigenen Faden mehr fand, um wenigstens ihre Führungsposition zu klären.

Es fällt uns in diesem Zusammenhang auf, wie schwer sich die Familienmitglieder mit einem klaren «Nein» tun, so daß sich die Spirale in hoffnungsloser Ausweglosigkeit immer enger dreht.

2.4.3 Bei uns ist alles offen, nur die Haustür nicht

Weber und Stierlin (1981) gebrauchen als Metapher der Nicht-Separiertheit das Beispiel eines *Hauses*, in welchem *alle Innentüren offenstehen*. Wir können das aus zahlreichen KB-Bildern bestätigen: Das Haus-Motiv wird auffallend oft so gebildert, daß entweder gar keine Türen da sind oder alle offenstehen. Selbst die «Intimräume» wie Bad und Toilette sind häufig nicht zu verschließen. Außerdem fällt bei den KBs noch auf, daß die *Zimmer*, die von den Kranken als eigene deklariert werden, meist nicht möbliert sind. Sie erinnern dadurch an *asketische Mönchzellen*, machen zugleich aber auch die *innere Leere*, den Mangel eines «Eigen-Sinnes» deutlich.

Von einer unserer Patientinnen, die ihre Haus-Imagination zu Hause gezeichnet und das Bild auf dem Tisch liegengelassen hatte, erfuhren wir, daß die Mutter es nachträglich von sich aus möblieren wollte. Sie sei, wie die Patientin erzählte, «gleich darüber hergefallen» und habe erklärt, «da können *wir* doch dieses und dort jenes hinstellen, damit es nicht mehr so kahl aussieht». Die selbstverständliche Wir-Bezogenheit war der Tochter durch diese kleine, aber bezeichnende Szene zum ersten Mal «richtig auf-(die Nerven) gefallen».

In Monikas Stelzen-Haus (siehe Abb.) fällt auf, daß es nicht einmal unterschiedlich abgeteilte Räume gibt. Symbolisch stellt ihr Einraum-Elternhaus die absolute innere Einheit dar.

Im *Gegensatz* zu der inneren Unabgegrenztheit wirkt die *Abgeschlossenheit nach außen* oft sehr kontrastierend, worauf Weber und Stierlin ebenfalls hinweisen. Auch dafür ist Monikas Stelzenhaus ein eindrucksvolles Beispiel. Nicht nur die unwirtliche Wiese, sondern auch die Tatsache, daß gar kein Weg zu dem Haus führt, bestätigt seine Abschottung zur Außenwelt. Durch die Pfahlbau-Konstruktion bedarf es einer verborgenen Strickleiter, um in das Innere zu kommen – Sinnbild der Angst vor den unheimlichen Außeneinflüssen, die sich ja schon in Claudias «Fluchtburg» dokumentiert hatte.

Zusammenfassung:
Hatten wir im ersten Kapitel besondere Merkmale von Magersüchtigen zusammengestellt, ihre Spaltungsbedürfnisse beispielsweise mit der Unmöglichkeit, sich an ein Mittelmaß zu halten oder ihre Trennungsängste mit der Blockierung zur Selbständigkeit, so haben wir im zweiten Kapitel versucht, die Entstehung und Verfestigung dieser Auffälligkeiten aus zwiespältigen Bindungen und Botschaften bei engen familiären Abhängigkeitsverhältnissen zu erklären.

Die Unvereinbarkeit konservativer tradierter Normen mit den heutigen emanzipatorischen Wertvorstellungen spielen u. E. eine nicht unerhebliche Rolle bei der Unfähigkeit von Magersüchtigen, den Schritt aus der Kindheit über die Erwachsenenschwelle zu tun – ein Grund, sich im nächsten Kapitel mit dem weiteren Umfeld des Geschehens näher zu befassen.

3. Soziokulturelle Aspekte der Magersucht

3.1 Fasten und Fressen – nicht nur ein Magersucht-Phänomen

Wir möchten dieses Kapitel mit einem Zitat aus Lusseyrans Buch «Das Leben beginnt heute» (1976) einleiten. Der seit dem achten Lebensjahr erblindete französische Sprachforscher findet bei der Rückerinnerung an die Befreiung aus dem KZ Buchenwald folgende Worte: «Gleichwohl verloren wir alle durch die Entspannung und die Erleichterung, welche die Befreiung bewirkte, sehr schnell unsere Schönheit, jenen Glanz des Martyriums, der uns an der Schwelle des Todes umhüllt hatte. Wir fanden rasch zu unseren Begierden, Unduldsamkeiten und Besessenheiten – dem Ungeziefer zivilisierter Menschen – zurück...»

Es gibt wohl niemanden, der sie nicht aus Filmen und Bildern kennt: Die zum Skelett abgemagerten Gestalten aus den Konzentrationslagern der Hitler-Ära, und es gibt wohl ebenfalls keinen, der nicht zutiefst betroffen auf diese Bilder reagiert.

Und doch findet jemand, der das nicht freiwillig erlebt, sondern erlitten hat, der allerdings durch seine Blindheit die nackte Realität nicht sehen konnte, solche verklärenden Worte über den Glanz des Martyriums. Zugleich klingt es fast wie ein wehmütiges Bedauern, daß die Befreiung auch die Versuchung brachte, den Begierden und ungeduldigen Besessenheiten der heutigen Überflußgesellschaft zu erliegen. Also auch ein *Nicht-Magersüchtiger*, der den Bedingungen einer rigorosen Enthaltsamkeit durch *äußeren Zwang* unterworfen wurde, vermag darin eine Art *Sakralisation* zu erkennen...

«Heiliges Fasten» – wie kommt es, daß Menschen davon so ergriffen werden können?

Wenn wir dem Fasten das Attribut «heilig» hinzufügen, so mag das prima vista eher blasphemisch klingen; etwa angesichts heutiger Fastenkuren auf sogenannten Schönheitsfarmen, die dem Zweck dienen, einem sexuell attraktiven Körperbild zu huldigen.

Neben solchen äußerlich-materiellen Fasten-Unternehmungen gibt es gegenwärtig jedoch auch «spirituell» motivierte Fastenriten, die z. T. noch aus alten religiösen oder auch aus neuen politischen Motiven herrühren – Fastenrituale etwa aus Solidarität mit den Hungernden der Dritten Welt oder Aktionen wie «Fasten für das Leben», um dem nuklearen Wettrüsten Einhalt zu gebieten. In einer Karfreitags-Rundfunksendung wurde in diesem Zusammenhang von einer «*neuen Fastenkultur*, die mit dem Körper Zeichen setzt» gesprochen. Fasten hier also als *Memorandum* mit einem *ethischen*, uneigennützigen *Hintergrund*.

Die alten *religiösen* (überwiegend katholischen) *Fasten-Traditionen* beschränken sich heute meist auf das Nüchternheits-Gebot vor Empfang der Eucharistie und die Fast-Tage Aschermittwoch sowie Karfreitag – Relikte einer jahrhundertelang gepflegten, 6wöchigen Fasten-Zeit vor dem Osterfest. Der Sinn dieses Fastens kommt in der vierten Fastenpräfation der heutigen Liturgie in folgenden Worten zum Ausdruck: «Durch das *Fasten des Leibes* hältst Du die *Sünde* nieder, *erhebst Du den Geist*, gibst uns die Kraft und den *Sieg*»!*

Eine andere, moderne Fastenrichtung ist, obwohl nicht kirchlich-inauguriert, gleichfalls an *spirituellen Selbsterfahrungen* orientiert, die dem Wort heilig (abgeleitet von heil, ganz) schon deutlich näher kommen.

Vom Scheidt (1984) spricht in einem Aufsatz über Fasten-Erfahrungen von «geistiger Klarheit, erhöhter Sensibilität» und zitiert im selben Artikel Täube, der vom «inneren Gott» des Fasten-Erlebens, aber auch, etwas kritischer, vom «spirituellen Ego-Trip» spricht. Jones, ebenfalls bei vom Scheidt zitiert, sieht auch die Gefahr vor einem inflationären Gefühl von eigener Wichtigkeit und hinterfragt, ob man «sich zuletzt wirklich für einen Heiligen (!) hält».

Wenn man sich an aktueller Trivial-Lektüre orientiert, so wecken Titel wie «Fleischlos glücklich», «Vom Dicksein, vom Dünnsein, vom Glücklichsein» usw. im Hinblick auf ein tiefergehendes, geistiges Erleben eher Zweifel im Hinblick auf die «Spiritualität» des Fasten-Erlebens. Kein Zweifel besteht allerdings an ihrer gegenwärti-

---

* Aus einem unveröffentlichten Manuskript mit dem Thema unseres Buches von H. K. Seeger, Spiritual in Münster, das uns freundlicherweise überlassen wurde.

gen *Aktualität*, was in gewisser Weise mit dem zunehmenden Trend zur Magersüchtigkeit in Zusammenhang stehen dürfte.

Ehe wir uns dem zeitgenössischen Aspekt eingehender zuwenden, möchten wir aber eine *Rückschau* zum *Thema Essen/Fasten* aus der *christlich-abendländischen Kulturgeschichte* einblenden.

3.2 Abendländischer Kulturboden – «Geistiger Nährboden» für heiliges Fasten und heilloses Fressen

Im Grunde fängt alles schon in der Genesis, also bei Adam und Eva an. Der *Sündenfall des Essens* der *verbotenen Frucht* vom Baum der Erkenntnis zeigt, daß es sich um einen uralten, menschlichen Konflikt handelt, der sich noch heute in den Worten manifestiert: «Ich habe beim Essen gesündigt».

Was hat es mit der leib-geistigen Antinomie und dem Essen oder Fasten auf sich, mit der seltsamen Verquickung von schuldhafter Besetzung des einen und Idealisierung des anderen Poles? Bemerkenswert scheint uns, daß der eigentliche *Sündenfall* erst mit der Tat des *Essens* eintritt, mit der *Einverleibung* des *Verbotenen*, und nicht etwa mit dem Vorsatz, Gottes Gebot zu mißachten, der Hybris des Selbsterkennenwollens, was gut oder böse sei. Essen wird so mit Ge-Wissen verknüpft, denn «danach» wissen Adam und Eva gut oder böse zu unterscheiden. Sie haben ihre Unschuld verloren und eine eigene moralische Instanz gewonnen, eine Instanz, die dem Essensvorgang bis heute den abwertenden *Beigeschmack* des *Begehrlich-Triebhaften* verleihen kann.

Im Gegensatz zum sündigen Essen wurde der Vorgang des *Fastens* schon *immer* mit *positiven* Wertungen versehen. In allen großen Kulturkreisen und Religionen spielt Fasten eine wesentliche Rolle. Das Wort besagt eigentlich nichts anderes, als «sich (an einem anderen) festhalten, festmachen» und weist damit auch auf das *Maßhalten* – eine der vier Kardinaltugenden Platons – hin. In dem Wort Abendmahl-«halten» wiederholt sich der Begriff als Ausdruck für maßvolles (nichtsündiges) Essen. Aber auch weniger maßvolles Essen hat, wenn es in einem kommunikativen, rituellen Rahmen als Festessen (bei Hochzeiten, Beerdigungen u. ä.) eingesetzt wird, den sündigen Beigeschmack verloren.

Demnach gibt es einen langen, traditionsreichen Weg des «guten» und des «schlechten» Essens, wenn man es einmal auf diese Formel bringen will. Die Bulimiker/innen, die ihre Eßvorgänge ebenfalls gern in gute und schlechte einteilen, haben diese Spaltung also nicht erfunden!

Versucht man, sich einen Überblick über den jeweiligen Stellenwert sakraler und nicht sakraler Eß-, respektive Fastensitten zu verschaffen, so lassen sich trotz desselben Grund-Themas recht wechselvolle Variationen feststellen. Wir möchten uns hier auf die Epochen beschränken, die durch konkrete Bezüge für das Magersucht-Thema relevant sind.

3.2.1 Fasten – Wunder oder «Normalfall» im Mittelalter?

Unter den vereinzelt auftauchenden Berichten von sehr frühen, fraglichen Magersüchtigen scheint uns der von Tilmann Habermas (1984) entdeckte deswegen besonders erwähnenswert, weil er auch die Reaktionen der Umgebung so anschaulich wiedergibt. Habermas berichtet aus dem Mirakelbuch eines Mönches, das etwa *895* entstand, von einer *frühen «Wunderfasterin»*. Es handelt sich um die pflichteifrige Leibeigene *Friderada*, die zunächst unter einer beschämend erlebten Freßsucht leidet, dann – unter klösterlicher Aufsicht – schließlich überhaupt nichts mehr zu sich genommen haben soll. Dies habe die sie betreuende Nonne Dietlind zu folgender Beschwörung veranlaßt: «Habe Mitleid, Bemitleidenswerte, mit Deinem Körper! Wage es nicht, liebste Tochter, durch solchen Starrsinn Dich zu betrügen. Beeile Dich vielmehr, zur Vernunft zurückzukehren und erneuere so Deine Kräfte, damit Du mit uns ... in Frieden leben kannst.»

Friderada läßt sich davon ebensowenig beeinflussen wie von einer heilsamen Wunderkur. Auf des zuständigen Bischofs Geheiß wird sie streng überwacht, denn es gilt zu klären: Ist sie eine Betrügerin, vom Teufel besessen, oder handelt es sich um ein Wunder Gottes? Friderada wird in die dritte Kategorie eingeordnet, allerdings erscheint sie erst am Schluß des Mirakelbuches, denn das eigentliche Wunder hat sich nicht in einer Heilung offenbart, sondern darin, daß sie weiterlebt, obwohl sie nicht ißt.

Ähnlich wie heutige Magersüchtige erlebt und erregt Friderada Widerspruch. Man versucht, sie zur Vernunft zu bringen, man glaubt ihr nicht. Umgekehrt widersetzt sie sich allen Ratschlägen. Die ratlose Umgebung kann sich schließlich nur zu einem Wunder Gottes verstehen, an eine Krankheit denkt damals niemand. Friderадas Erwähnung in einem Mirakelbuch spricht aber dafür, daß ihr Verhalten aus dem Rahmen fiel. Fragt man sich, aus welchem, so dokumentiert sich in ihrer Umgebung, einem romanischen Kloster, eine Zeit mit soliden Gotteshäusern, in denen erdnahe Horizontale und himmelstrebende Vertikale noch gleich-wertig zueinander stehen.

Jaedicke (1970) glaubt aus der Biographie des *Heiligen Bernhard von Clairvaux*, die er bis in dessen Kindheit rekonstruiert hat, das «Bild einer psychogenen Magersucht wiederzuerkennen».

Versucht man, den Heiligen Bernhard in seiner Epoche, das 12. Jahrhundert, einzuordnen, so hat sich gegenüber der Zeit einer Friderada Grundlegendes geändert. Bernhard selbst gab durch seine rund 150 Klostergründungen und seine strengen, asketischen Prinzipien entscheidende Impulse zur Veränderung der sittlichen Normen seiner Zeit. Ohne eine entsprechende Bereitschaft der Zeitgenossen, den Hunderten von Mönchen und Nonnen, die dem Ruf des Heiligen nach religiöser Erneuerung und Enthaltsamkeit folgten, wäre jedoch eine solche «Bewegung» gar nicht möglich gewesen.

Interessant erscheint uns die Tatsache, daß Friderada in ihrer noch recht erdverbundenen Epoche befremdlich auffiel, während Bernhards Haltung offenbar dem allgemeinen Zeitstil so entsprach, daß man sich weder an seinen «anorektischen» Eßgewohnheiten stieß noch an dem Anblick eines «Halbtoten, der leichenblaß und hager war» (so wurde er von Zeitgenossen beschrieben).

Es finden sich aus dieser Zeit unseres Wissens keine Berichte über irgendwelche anderen Wunderfaster/innen, und Bernhards Aussage: «Nichts zu essen ist das einzige, was mir gefallen würde», dürfte im Gegensatz zu Friderадas Essensverweigerung keinen Widerspruch, sondern ehrfürchtige Bewunderung erregt haben. Es scheint so, als ob das, was heute als Magersucht-Verhalten mit dem Stempel des Krankhaften belegt wird, damals *«normaler»* Ausdruck einer *allgemein verbreiteten* asketisch-religiösen *Ekstase* war, und man kann sich beinahe fragen, ob die damaligen Mönche und Nonnen nicht vielleicht die «verkappten Anorektiker» des Mittelalters waren. – Ihre Gotteshäuser mit der vertikalen Überhöhung und den Spitzbögen der anbrechenden Gotik zeigen eine auffallende Koinzidenz von äußerem Baustil und innerer Geisteshaltung, der auch die späteren gotischen Skulpturen entsprechen, bei denen der schmale Leib durch faltenreiche Gewänder verhüllt, ja geradezu verleugnet wird.

3.2.2 Der Fall der Anna Laminit zwischen mittelalterlichem Mirakulum und neuzeitlichem Spektakulum

1513, zur Zeit des ausklingenden Mittelalters, wird in einer Augsburger Chronik erneut von einer «Wunderfasterin» berichtet (Spieker, 1987).

Es handelte sich um eine Frau namens Anna Laminit, die, so schreibt der Chronist, «hielt man sam als wer sie hailig, dan sie gab aus, als hett sie in 14 oder 16 Jaren nichts geessen und getruncken». Sie behauptete vielmehr unerschütterlich, daß sie in all den Jahren nur vom Genuß der Hostie gelebt habe. Ihr regelmäßiger Gang zum Sakrament wurde publikumswirksam inszeniert. Der Chronist berichtet weiter: «Sie hat zu zeiten alsbald sie Got empfangen hat, sich gebraucht als unwillig oder *mit Kotzen* bis sie ist komen in ir Stell vor den leuten . . .», d. h., sie wurde weit über Augsburg bekannt. Selbst Kaiser Maximilian I. beehrte sie mit seiner Gegenwart und ließ ihr über Jakob Fugger schwarzes Tuch für Röcke zukommen. Auch Martin Luther wollte bei seiner Rückkehr von Rom auf der Durchreise nicht versäumen, der berühmten «Heiligen» einen Besuch abzustatten, von dem er in seinen Tischreden berichtet hat.

Uns Heutigen scheint es unvorstellbar, daß erst nach über einem Jahrzehnt die Schwester Kaiser Maximilians I., die fromme Herzogswitwe Kunigunde, das dubiose Mirakel entschleierte. Wir würden heute nicht mehr auf derartige Wunder-Vorstellungen hereinfallen, aber sind wir frei von solchen Wert-Vorstellungen? – Die Herzogin, die sich nach dem Tod ihres Mannes in ein Kloster zurückgezogen hatte, beschloß jedenfalls, die Laminit einzuladen. Sie wies ihr eine Kammer mit einem versteckten Guckloch zu, wo sowohl sie als auch ihre Klosterfrauen beobachten konnten, wie sich die «Wunderfasterin» heimlich ernährte. Jedes Mal, wenn sie sich allein glaubte, leerte sie mit gutem Appetit wohlgefüllte Säckchen, die sie unter ihrer Kleidung verborgen hatte. Die fromme Bewunderung schlug jetzt in helle Empörung um. Anna Laminit wurde aus Augsburg vertrieben und später ertränkt (u. a. auch wegen «Hurerey»).

Ihre Geschichte ist wiederum nur aus dem Kontext der sie umgebenden Zeitströmung verständlich, einer mystisch-religiösen Erwartungshaltung, die auf derartige Wunder gerade zu warten schien. Lawinenartige Zunahmen von Prozessionen und Wallfahrten, eine übersteigerte Hostien-Verehrung waren Ausdruck üppig wuchernder Blüten einer inbrünstigen Heilsuche in einer Zeit tiefer politischer und wirtschaftlicher Krisen und dadurch ausgelöster Ängste. Die Grenzen zwischen frommer Begeisterung, Aberglauben und Scharlatanerie gerieten damals bedrohlich ins Fließen. Die Mystifikationen der Abendmahls-Hostie der Anna Laminit und die jahrelang demonstrierte Entsagungs-Haltung fielen also auf fruchtbaren geistigen Boden.

Der Medizinhistoriker Schadewaldt (1965) erwähnt aus derselben Zeit eine ganze Reihe von ähnlichen Fällen; ein damaliger rheinischer Arzt hat in einem Traktat «Über das schwindelhafte Fasten» allein zehn derartige Wunderfasterinnen zusammengestellt.

Das Mirakulum des Mittelalters wird ergänzt – so Schadewaldt, der in den Fallbeschreibungen hysterische Züge entdeckt – vom Spektakulum, in das sich Anna Laminit (die er allerdings nicht erwähnt) exemplarisch einreihen läßt. Obwohl ihre Umgebung sie mit einem mirakulösen Heiligenschein zu verklären trachtete, enthüllte sich lediglich ein spektakuläres Betrugsmanöver. – Wir haben den Fall der Anna Laminit so ausführlich referiert, weil er uns besonders repräsentativ für die *Kontamination von «heilig» und «Fasten»* erschien. Wenn jemand nur vom Gebrauch der Hostie zu leben vorgibt, könnte man sogar vom «heiligen Essen» sprechen, womit wir uns wieder den heutigen Schlagwörtern (z. B. spirituelle Diät) erstaunlich annähern.

3.2.3 Dualistische Thesen und Bilddarstellungen zu Beginn der Neuzeit – Erste Beschreibung von Magersüchtigen als Kranke

Eine deutliche Ernüchterung löste die eben beschriebene Spätblüte mittelalterlich religiöser Hochkonjunktur durch die anbrechende Neuzeit, das Zeitalter der Reformation und des Humanismus, ab.

Schadewaldt erwähnt aus *dieser Epoche* den *ersten Fall von Magersucht*, der von dem englischen Arzt Richard Morton eindeutig als

Krankheit eingestuft wurde. Seither sind in der medizinischen Fachliteratur immer wieder und immer mehr Fälle von Magersucht beschrieben worden – allerdings nie in dem Ausmaß, wie es heute der Fall ist.

Die Tatsache, daß die *Fasterinnen mit Beginn der Neuzeit* als *Kranke* eingeordnet werden, dürfen wir sicher der Zeitströmung einer Rückkehr zur diesseitigen *Realität* zuschreiben. Auch dieser Zeitgeist hat sich in einem parallel laufenden Baustilwandel für die Nachwelt dokumentarisch festgeschrieben: Der Lemgoer Ratsapothekenerker am Marktplatz beispielsweise, ein Baudenkmal der Weser-Renaissance, präsentiert keine Schutz- und Wunderheiligen, sondern berühmte Ärzte und Naturwissenschaftler.

Was hat dieser Wandel mit unserem Thema zu tun? Im kirchlich-religiösen Bereich wurde durch die Reformation und ihre weiteren Auswirkungen der übersteigerte Fastenkult im wörtlichen Sinn ernüchtert. – Luther war im übrigen als kräftiger Esser bekannt – um so bemerkenswerter, daß der große Reformator der Wunderfasterin Laminit zunächst noch seine Referenz erwies. Hinterher soll er allerdings über diese «Bescheißerey» höchst empört gewesen sein. Vielleicht hat ihn die Laminit auch deshalb fasziniert, weil er sich mit Fasten schwer getan haben dürfte. An seine Frau schrieb er einmal: «Ich fresse wie ein Böhme und saufe wie ein Deutscher». Die extreme Polarisierung des «heiligen Fastens» gegenüber der «sündigen Völlerei» fand also in dieser Zeit von seiten der Kirche (übrigens auch der katholischen Kirche) ein allmähliches Ende, was sich in unseren Tagen z. T. bis zum völligen Ignorieren der alten Fastentraditionen fortgesetzt hat.

Es scheint uns aber bemerkenswert, daß *nur* von *Wunderfasterinnen* die Rede war, und nicht minder bemerkenswert, daß der dicke Mönch durchaus toleriert wurde oder daß man sich einen Prälaten kaum ohne einen Bauch vorstellen konnte, Thomas von Aquin soll am Ende seines Lebens so beleibt gewesen sein, daß die Tischplatte an seinem Platz ausgesägt werden mußte* . . .

* Aus einem unveröffentlichten Manuskript von H.-K. Seeger, Spiritual in Münster. Ihm entnahmen wir auch, daß Zwingli seine Reformation damit begann, daß er Würsteessen während der Fastenzeit öffentlich proklamiert haben soll!

Was die *Reformation* an *Ernüchterung* im kirchlichen Bereich bewirkte, vollzog sich im geistes- und naturwissenschaftlichen Bereich (im Mittelalter ja noch ganz von der Kirche und ihren Dogmen dominiert) vor allem durch den Humanismus. Aber auch *Descartes* (1596–1650) prägte nachdrücklich die neue Ära mit seiner (Über-) Betonung des Denkens. Als Reaktion auf die vorausgegangenen Mystifizierungen und den abergläubischen Irrationalismus erscheinen seine Thesen fast wie eine überfällige und notwendige Auf-Klärung. Dennoch läßt sich heute nicht übersehen, daß die den Menschen immanente Tendenz zur Spaltung durch Descartes in einem *kompromißlosen Dualismus* festgeschrieben wurde. Wenn er formulierte, daß Geist und Körper «radikal unvereinbare Gebilde sind» oder «ich nehme meinen Körper und seine Funktionen wahr, aber ich bin nicht mein Körper», dann könnte dies von einer Magersüchtigen ähnlich formuliert worden sein. Er wirkt bis heute nach durch die Aufteilung der Welt in eine subjektiv-psychische (res cogitans) und objektiv-kognitive (res extensa) Sicht. Man denke an die Mühe der psychosomatischen Medizin, die getrennten Geistes- und Naturwissenschaften, die Dichotomie zwischen Psyche und Soma, ganzheitlich zu interpretieren. Magersüchtige, die Leib und Geist nicht zusammenhalten können, sondern den einen Part als den «bösen» vom anderen abspalten müssen, erscheinen uns gleichsam als konkrete Exponenten der Descarteschen Thesen.

Weniger bekannte, aber nicht minder relevante Dokumente dieser zwiespältigen Geisteshaltung können wir in bestimmten Kunstwerken jener Zeit, vor allem in den niederländischen sog. Genre-Darstellungen finden. (Passender wäre die Bezeichnung Sinnbilder.) Die Reformation wirkte sich in den Niederlanden durch die calvinistische Prägung ja besonders «ernüchternd» aus. Alle Heiligenbilder, welche für die vielen Leseunkundigen religiöse Botschaften übermittelten, wurden aus den Kirchen eliminiert. Statt dessen verkündeten nun – allegorisch verschlüsselt – «Genrebilder» die gleichen Botschaften in weltlichen Alltagsszenen.

Wir finden die Geschichte des Sündenfalls mit der Frucht vom Baum der Erkenntnis auf sog. Früchtebildern wieder. Die Frucht als *Symbol der Wahl zwischen gut und böse* ist ein häufig gewähltes Motiv dieser Zeit. Kunsthistoriker haben mit Hilfe von Emblembüchern und anderer alter Quellen festgestellt, daß die Darstellungen prima vista wie naturgetreue Stilleben, oft von sinnlicher Schönheit, imponieren. Scheinbar zufällige, nicht unbedingt dazu passende Dinge, die man lange Zeit als eigentlich «sinnlos» ansah, erwiesen sich indessen als mahnende «Sinn-Bilder»: Würmer, Fliegen, Schnekken auf besonders üppigen Früchten etwa oder auch ablaufende Sanduhren und dergl. wurden seinerzeit bewußt als Metaphern der Vergänglichkeit, Vanitas, hinzugefügt, als ein «memento mori».

Während im Mittelalter die offizielle Moral des Du-sollst-nicht-sündigen keine (bewußte) andere Wahl zuließ (man konnte seine Sünden allenfalls im Nachhinein durch Beichten oder mit Ablaßbußen «wiedergutmachen»), wird jetzt, scheinbar «human», die freie Wahl zwischen gut und böse vorgegeben. Die Früchtestilleben sind dafür sinnfälliger Ausdruck: Man kann sich irdischer Fülle (Völlerei) oder himmlischer Enthaltsamkeit hingeben, was, um auf unser Thema zu kommen, auch bedeutet: Zwischen sündiger *Gefräßigkeit oder* tugendhafter *Mäßigkeit* zu *wählen*. Entscheidet man sich für die irdischen Vergnügungen, so kommt jedoch spätestens im Jenseits die ausgleichende Sanktion wieder zum Zuge – darauf sollen diese Sinnbilder hinweisen. Die Welt bleibt also im Grunde in eine gute und eine schlechte «gespalten». – Es dürfte nicht schwierig sein, hier die Verwandtschaft zur «Ideologie» unserer Magersüchtigen wiederzuerkennen.

3.2.4 Die doppelbödige Frauenrolle zwischen der sündigen Eva und der reinen Maria

Aus demselben Geist wie die Früchtestilleben der niederländischen Genre-Malerei stammen auch die sogenannten Küchen- oder Marktszenen mit naturgetreuen Darstellungen von Fleisch, Wild, Geflügel oder auch Gemüse, welche an sinnlicher Opulenz die Früchtestilleben noch übertreffen können. Hier verkörpern nicht nur kleine Embleme wie Insekten, Uhren, Seifenblasen u. ä. die Vergänglichkeit, sondern vor allem der Mensch selber in einer bestimmten Rollenzuweisung den emblematischen Kern der Bildaussage. Dabei offenbart sich nicht selten eine Verdichtung von *weiblichem Rollenverständnis* mit fleischlicher *Begehrlichkeit*, die wir – für unser Thema – bemerkenswert finden.

Wir möchten das an einem besonders augenfälligen Beispiel verdeutlichen. In der «*Küchenszene mit Einladung der Armen* zum großen Gastmahl»* (Abb. 15) des Pieter Cornelisz van Ryck (1604) ist man zunächst überwältigt von dem vordergründigen Anblick vielfältiger fleischlicher Produkte: Rind- und Hammelfleisch, ein frisch ausgeweidetes Schwein, Wild, Geflügel und Seetiere liegen auf Boden und Bänken, wie zur Bereitung eines üppigen Mahles ausgebreitet.

Auf der linken Seite erkennt man eine gleichfalls üppig ausgestattete junge Frau, die ein großes Hammelviertel emporhält; daneben sieht eine alte Frau eindringlich, fast schmachtend zu der jüngeren empor, während sie mit einer Hand über das Hammelfleisch streicht, das die junge Frau hochhält. Rechts sieht man einen Apfel essenden Jungen, zwei bettelnde Hunde sowie eine Katze, die nach einer Wurstkette greift.

Wie man aus der Emblematik schließen kann, repräsentieren der Knabe, der – ein Nachfolger Adams – gierig in den Apfel beißt (Müller, W. 1978), die beiden Hunde und die Katze die Begehrlichkeit. Die herausragenden Gestalten der jungen Frau mit dem Hammelfleischstück und der neben ihr stehenden Alten symbolisieren, so der Kunsthistoriker Grosjean (1974), die niederen Triebe des Menschen. Die Junge ist durch ihren Blick, den Strauß an ihrem Busen, aber auch durch den am Gürtel hängenden Geldbeutel als käufliche Liebesdienerin gekennzeichnet. Der Geldbeutel wird als Sinnbild «der Gottlosigkeit, der geldgierigen Diffidentia dei» gedeutet (Emmens, 1973). Die Alte stellt durch Blick und Geste eine Kupplerin dar. Die herumliegenden Enten, Wachteln, Hühner, Eier, aber auch Hasen gelten als Sinnbilder der Erotik (Grosjean), während das frisch ausgeweidete Schwein auf den Tod und das jüngste Gericht hinweisen soll.

Die verschiedenen Fleischsorten, die sich zunächst nur wie das Angebot eines gut sortierten Schlachters darbieten, stellen im Kontext des gesamten Bildes etwas ganz anderes vor: Es soll das «schwache Fleisch», die Verführbarkeit im biblischen Sinn symbolisieren, zugleich die Vergänglichkeit, den «Weg allen Fleisches».

Die *verdeckte Moral*, die im wörtlichen Sinn *hinter dem Ganzen* steckt, wird erst auf den zweiten Blick deutlich. In der Mitte des

---

* Aus dem Herzog Anton Ulrich-Museum, Braunschweig

Bildes wird der Blick nach hinten ins Freie geführt, wo eine Schar von Armen und Krüppeln von einem weißgekleideten Mann mit einer segnenden Handgeste angesprochen wird. Es handelt sich hier um das biblische Gleichnis: Die Einladung der Armen zum großen Gastmahl. (Lukas 14, V. 16–24).

Wie bei den Früchtebildern geht es also um ein mahnendes Sinnbild: Weltlicher Überfluß und christliches Gebot werden einander gegenübergestellt. Die Figuren der vorne dargestellten Szene kommunizieren nicht mit denen der rückwärtigen; sie stehen beziehungslos hintereinander. Nur der Betrachter kann beide wahrnehmen. So ist es offenbar auch gedacht; als antithetische Konzeption der konträren Lebenseinstellungen mit der moralisierenden Absicht des Künstlers bzw. seines Auftraggebers: Eine Mahnung, sich nicht zur Untugend verleiten zu lassen (Klessmann, R., 1978).

Bemerkenswert erscheint uns die Inkarnation der *Verführung* in den dominierenden *Frauengestalten*, der Liebesdienerin und der Kupplerin. Der *verführte Adam* ist hier in der Gestalt eines – «eigentlich» nicht schuldfähigen – *Knaben* dargestellt.

Ebenso bemerkenswert in diesem Bild ist u. E. die Tatsache, daß es – zunächst kaum erkennbar – noch einen Knaben gibt. Aus dem dunklen, zurückliegenden Teil der Küche schaut er als einziger nach draußen zu der hintergründigen Armenszene. Er läßt sich offenbar nicht blenden von den vordergründig verlockenden Angeboten. Zwei *Knaben* also als *Repräsentanten* der *Wahl des Weges*, den sie gehen könnten? Die *weibliche Rolle* ist hingegen *ausschließlich* mit der der *Verführung* identifiziert.

Bei solch eindeutiger Projektion des Sündhaften in die Frau mag es nicht mehr so verwunderlich scheinen, daß es *ausschließlich Fasterinnen* waren, die im Spätmittelalter durch Vortäuschen einer extremen Enthaltsamkeit die «heilige» Aufwertung für ein moralisch wertloses Selbst-Bewußtsein inszenierten. – Eine zufällige Parallele zur Prävalenz der heutigen weiblichen Magersüchtigen?

Die Frage liegt nahe, ob es keine *«Gegenbilder»* in dieser Epoche gab: eine Darstellung der vorbildlichen, der *tugendhaften Frau*, und wenn ja, wie wurde sie dargestellt? Es gab sie tatsächlich, die nicht dem Laster verfallenen Frauen. Man findet sie beispielweise als Äpfel schälende oder spinnende (Haus)-Frau am «heimischen Herd». Interessanterweise finden wir sie auch in der Gegenüberstellung mit einer untugendhaften Schwester, die durch Erheben und Trinken eines Wein-* bzw. Bierglases – womöglich in Gesellschaft eines Mannes mit amourösen Anspielungen – wiederum die negative Kehrseite der Moral verkörpert.

Das hier zutage tretende dualistische Frauenbild, das es u. E. in vergleichbarer Weise für den Mann nicht gab, hat in der christlich-abendländischen Kultur offenbar frühe Vor-Bilder.

Die Theologin M. Bußmann (1987) erläutert diese Tradition innerhalb der katholischen Kirche in einem Referat zum Thema «Frauen zwischen der reinen Maria und der sündigen Eva».

Ausgehend von der aktuellen Belebung des Marien-Kultes durch Papst Johannes Paul II. (Marianisches Jahr, Pilgerreise zum Marien-Wallfahrtsort Kevelaer) kommt sie zu dem Schluß, daß das *Urbild* der entsagenden, reinen *Maria bis in unsere Tage* als *Leitbild* wirksam geblieben ist. Es erfuhr im vorigen Jahrhundert noch einmal eine Aufwertung durch die Bilder der Nazarener in der klassischen Familienszene: Maria am Herd, Josef mit Schreinerarbeiten beschäftigt und Jesus beiden zur Hand gehend.

Immer gab es daneben aber die zweite Frau, Eva, der andere weibliche *Prototyp*, wie wir ihn eben dargestellt fanden: *Eva*, die die *Sünde* und das *Unheil* über die Menschen brachte. Es war sie, die den Betörungen der Schlange erlag und Adam verführt hat. So wird sie auch mit damals zeitgemäßen Attributen in der Küchenszene van Rycks in der *Sündenbock-Rolle* vorgestellt; weit entfernt von ihrem Gegenbild, der reinen Maria, die zur dienenden Hausmutter wird, als Garantin eines sittlichen Familienideals mit den Schlagworten der drei K's: «Kirche, Küche, Kinder»...

3.2.5 Kollektive Spaltungen oder Verschmelzungen als Ur-Muster für Spaltungs-und Verschmelzungsphänomene bei Magersüchtigen

Wir möchten die *dualistischen Spaltungstendenzen*, die sich in den *kollektiven Mustern* zwischen der «Heiligen Maria» und der «sündi-

---

* Auch der Wein wurde seinerzeit in bono (als Eucharistiesymbol = Blut Christi) und in malo (Sinnbild des lasterhaften Ausschweifens) gedeutet.

gen Eva» manifestieren, noch einmal hervorheben, weil wir meinen, daß die *individuellen Spaltungsmechanismen* von *Magersüchtigen*, die wir im ersten Kapitel beschrieben, nur als tradiert, auf kollektiven Vor-Prägungen basierend, verständlich werden können.

Unmittelbar an die sündige und die heilige Frauenrolle knüpfen ja die Gut-Böse-Polarisierungen der Magersüchtigen an mit der symbolischen Oben-Unten-Zuordnung. (Wir erinnern an Henriekje auf dem Berggipfel.)

Der Jungianer Barz (1986) stellt das *gespaltene Leib-Geist-Phänomen* in einen sehr umfassenden Kontext; er spricht von den Ur-Gründen *kollektiven Bewußtseins* und des *kollektiven Unbewußten*, denen er den «Himmels-Archetypus» mit einer patriarchalen Einstellung zuordnet, sowie den «Erd-Archetypus», der die matriarchale Welt verkörpere. Barz wörtlich: «Himmel ist oben, hoch, hell, unerreichbar... Er ist das Überlegene, das Geordnete und Gesetzmäßige... Der Ort des Göttlichen und des Geistes. Der vom Himmels-Archetypus dominierte Mensch sucht Erleuchtung, Klarheit dadurch zu erringen, daß er sich von der Erdenschwere befreit... Seinen Trieben, Instinkten und Emotionen steht er mißtrauisch bis feindlich gegenüber.»

«Mutter Erde», so Barz, «als symbolisches Bild einer unbewußten Grundstruktur der Seele, stellt den genauen Gegensatz zum himmlischen Vater dar: Nicht himmlischer Geist, sondern irdische Materie; nicht Distanz, sondern Nähe; nicht Ratio und Logik, sondern Emotion und Intuition; nicht spirituelle Jenseitigkeit, sondern sinnliche Hiesigkeit; das sind Qualitäten, die in den Umkreis des Erd-Archetypus gehören». Wenn Barz anschließend ausführt, daß mit dem *Mittelalter* sich die *negativen Aspekte des Erd-Archetypus* in den Vordergrund schoben und wörtlich schreibt: «Die *Erde* als *Jammertal*, die *Frau* als minderwertige, *lüsterne Verführerin*, der Leib als Gefängnis, die Sexualität als Inbegriff der *Sünde*»..., so taucht unwillkürlich van Rycks Küchenszene als Inkarnation dieser Vorstellung auf. Barz sieht aber genauso die verzerrten, *negativen Seiten des Himmels-Archetypus*, indem er feststellt: «Der *Geist* neigt auch zu *Hybris* oder zu Erstarrung, das *Gesetz* kann zu *Tyrannis*, die *Distanzierung* zur *Spaltung* (!) führen». Barz' sog. negative Seiten der beiden Archetypen decken sich demnach übereinstimmend mit den polarisierten Oben/Unten-Ideologisierungen der Magersüchtigen;

d. h. deren individuelle Gespaltenheit entspricht auch der kollektiv-gespaltenen Welt-«Anschauung», wie sie Barz dargestellt hat und wie sie patriarchal über Jahrhunderte geprägt wurde.

Wie die *individuellen Spaltungsmuster* ihre *kollektiven Vorbilder* haben, gibt es *auch kollektive Verschmelzungstendenzen*. Dieses Phänomen, nicht unbedingt Zusammengehörendes zu kontaminieren, haben wir ebenfalls als ein *individuelles Magersuchtphänomen* schon beschrieben. Wir erinnern an die Neigung, *Essen und Kommunikation* als «eins» und damit auch *als austauschbar zu erleben* (Yvonne, die sich ein Eis nimmt, an dem sie sich – wie an einer imaginären Person – festhält. Oder Corinna, die Essen und Wissen «verschmilzt»).

Ähnliche *kollektive «Vorbilder»* der *«Verschmelzung»* gibt es, um das Beispiel noch einmal zu nennen, als kultische Handlung im gemeinsamen *Abendmahl* («Kommunion») der christlichen Kirchen. – In diesem Kontext finden wir es bemerkenswert, daß Magersüchtige ihr als «schlecht» erlebtes Essen nur ungern in Gesellschaft von andern vollziehen. Es gibt Phasen, in denen sie fast nur für sich, heimlich, essen, und sie können in Panik geraten, wenn die Eltern sie an den gemeinsamen Mittagstisch holen wollen. Es scheint fast, als ob sie das wie ein Sakrileg erleben – sofern sie es nicht verstehen, wie wir von Lena hörten, eine «kultische Handlung» zu zelebrieren: Lena, die ein halbes Weinglas voll Müsli eine halbe Stunde lang ißt. (Aus einem Weinglas nimmt man sonst nur «geistige» Getränke zu sich!)

Kann *Essen* durch bestimmte *Rituale einerseits geheiligt* werden, so kann es *umgekehrt* auch den *sündigen Beigeschmack* erhalten. Wir haben schon mehrfach darauf hingewiesen, möchten den Aspekt aber an dieser Stelle noch einmal aufgreifen, weil die van Rycksche *Küchenszene* in ihren *kollektiven* Anspielungen *beide Anteile zugleich* berücksichtigt. Im Hintergrund ist es die Abendmahl-Einladung, die den sakralen Gehalt des gemeinsamen Mahles transparent werden läßt. Im Vordergrund wird durch die *«unheilige Allianz»* von *Essen und Sexualität* der andere Pol herausgestellt. Interessant ist, wie sich auch hier die kollektive Verschmelzung mit der Austauschbarkeit der Embleme spiegelt. Nahrungsmittel (Hühner, Eier u. ä.) werden als erotische Anspielungen verstanden, und umgekehrt stehen erotische Darstellungen (die Hure und die Kupplerin) gleichfalls für Völlerei; Erotik ist ja eine besonders intensive Beziehungskonstellation. Damit knüpfen wir wieder an das erste Kapitel an: die Verschränkung von Eß- und Beziehungsproblemen.

Es mag mit dieser Reihe von Beispielen genug sein, um den *jahrhundertelang tradierten Doppelcharakter des Essens im christlichen Abendland* zu belegen. – Für uns liegt es nahe, Magersuchtverhalten nicht nur eingebettet in familiäre Prägungen und Vernetzungen zu sehen, sondern zugleich im Kontext viel umfassenderer menschlicher Zwiespältigkeiten, vor allem mit der Tendenz, Essen entweder zu sakralisieren oder zu dämonisieren. Die Normalität eines Mittel-Maßes scheint jedenfalls keine kollektive Selbstverständlichkeit zu sein!

3.2.6 Magersucht, ein maß-loses Grandiosum im «Zeitalter des Narzißmus»

Die Begriffe *Spaltung und Verschmelzung* (oder Fusion) spielen bei den verschiedenen Konzepten über sog. *narzißtische Persönlichkeitsstörungen* eine wesentliche Rolle.

Wir haben im Kapitel über die «frühen Mißverständnisse», aber auch in den ersten KB-Beschreibungen, auf *Spaltungsphänomene* hingewiesen, die der psychischen Entlastung der Kranken durch Angstminderung dienen können. Das vermeintlich Böse verliert seinen bedrohlichen Charakter zwar nicht, wenn es abgespalten und *nach draußen projiziert* werden kann, aber es läßt sich besser damit umgehen. Nach «draußen» lokalisiert – jedenfalls getrennt vom seelischen Kern – wird bei Magersüchtigen auch der Körper, nach dem Motto: Das bin nicht ich, es ist nur der schlechte Leib, der kontrolliert, manipuliert oder gar «bestraft» werden muß. In jedem Fall erfolgt dabei eine völlig *unrealistische Abwertung* des abgespaltenen «anderen» Teiles.

Umgekehrt gibt es bei der *Verschmelzung*, die einer illusionären Befriedigung dient, eine *unrealistisch* überhöhte *Aufwertung*. Dabei besteht, im Gegensatz zur Spaltung, das Bedürfnis, die natürlichen *Grenzen aufzulösen*, möglichst nahe, möglichst «*eins*» mit dem «*idealisierten Objekt*» zu sein, um an dessen scheinbarer Großartigkeit zu partizipieren. (Claudias Einswerden mit der «einmalig schönen Wiese», der Unberührtheit der Natur. Corinna: Wissen, das idealisierte geistige Prinzip, und Nahrung «verschmelzen zeitweilig zur Ununterscheidbarkeit».) Häufig sind die so idealisierten Objekte Menschen, an die sich die Kranken «klammern».

Derartige illusionäre Idealisierungen pflegen, wenn sich die zwangsläufige Ent-Täuschung nicht mehr vermeiden läßt, ebenso unrealistisch ins Gegenteil zu kippen (wie die Anorexie in die Bulimie!). Das vorher so Einmalige ist plötzlich «nichts» (mehr wert). Wir haben darauf hingewiesen, wie schwierig es ist, aus der Anorexie nicht in die Bulimie zu fallen. Es ist darüber hinaus ein ganz allgemeines *Problem* der Magersüchtigen, von der *Idealisierung* einer Person oder Situation *allmählich* zu einer heilsamen Ernüchterung, zur *maßvollen Mitte* zu finden oder umgekehrt, in kleinen Schritten aus dem «Loch» herauszukommen – wenn, dann muß es immer gleich der Riesenschritt, der große Wurf, sein.

Solche Extrem-Positionen mit dem *individuellen narzißtischen Erleben* von innerer Leere, Entwertung und geheimen Größenphantasien, von lähmenden Abhängigkeiten, aber auch ohnmächtigen und zugleich impulsiven Wutausbrüchen begleitet, lösen die Frage aus: Gibt es *auch* eine «*narzißtische Gesellschaftsstruktur*» und erklärt es sich damit, daß Magersuchtverhalten gegenwärtig eine fast epidemische Ausbreitung erfährt?

Es ist u. E. aus einer übergeordneten, ganzheitlichen Sicht anzunehmen, daß bestimmte individuelle Merkmale, wenn sie sich auffallend häufen, etwas zu tun haben müssen mit den sie umgebenden Zeitströmungen. Wir wiesen schon darauf hin: Eine Anna Laminit oder ihresgleichen wären nicht vorstellbar gewesen ohne die dazugehörige Affinität ihres sozialen Umfeldes. Man kann es auch umgekehrt formulieren: Ohne die Bereitschaft der Mitmenschen, an derartige Wunder zu glauben, hätte sich ein Laminit-Kult nie entfalten können.

So müßte man, wenn wir die gegenwärtige Magersucht-«Epidemie» in ihrer individuellen Erscheinung als eine narzißtische Existenz-Krise auffassen, konsequenterweise auch das narzißtische Pendant in unserer Gesellschaft finden.

In der Tat ist von dem amerikanischen Historiker und Kulturkritiker Christopher Lasch (1986) ein Buch ins Deutsche übersetzt worden, das den Titel «das Zeitalter des Narzißmus» trägt. Einige Passagen daraus könnten fast als Begleitwort für ein Magersucht-Buch konzipiert worden sein, bis hin zum Kapitel mit der Überschrift:

«Die innere Leere» ... Wir zitieren folgende Ausführungen: «... Menschen fühlen sich *nicht* mehr *imstande*, die *Verantwortung* eines *Erwachsenen* zu übernehmen und werden in irgendeiner Form *abhängig*. Der psychische Ausdruck dieser Abhängigkeit ist der Narzißmus ... während er ... überwältigende Phantasien von *Omnipotenz* fördert, *entwertet* er bescheidenere Träume ... verbaut den Zugang zu harmlosen Ersatzbefriedigungen ..., die das *Gefühl der Ohnmacht* und des *Ausgeliefertseins* zu lindern vermögen ...» Eine andere Formulierung Laschs könnte für unser Thema insofern von Interesse sein, als immer wieder diskutiert wird, ob die gegenwärtige Verbreitung der Anorexie und Bulimie den Vergleich mit einer ansteckenden Krankheit, also einem rein äußerlichen Faktum zuläßt. Lasch schreibt: «Die moderne Gesellschaft kitzelt bei *jedermann narzißtische Züge* heraus und gibt ihnen Nahrung (!)» «Ob Schauspieler oder Zuschauer, wir alle leben im *Bannkreis von Spiegeln*.* In ihnen suchen wir uns unserer Fähigkeiten zu vergewissern, andere für uns einzunehmen oder zu beeindrucken, halten wir ängstlich nach Makeln Ausschau, die den Eindruck, den wir erwecken möchten, beeinträchtigen könnten. – Die Werbeindustrie fördert diese Beschäftigung mit dem äußeren Aussehen bewußt ...»

Danach könnte – wenn man sich gewisse heutige Werbe-Spots ansieht – in der Tat der Eindruck entstehen, als ob Magersüchtige (nur) Opfer der allgemeinen Schlankmacherberieselung wären. Der Slogan einer Halbfett-Margarine, der schon seit Jahren durch bundesdeutsche Illustrierten geistert, heißt: «Ich will so bleiben, wie ich bin». Dabei spiegelt sich eine superschlanke junge Frau wohlgefällig in einem Schaufenster (siehe Lasch!), darunter steht der Spruch «Du darfst – für Kalorienbewußte». Beides scheint geradezu dem Vokabular einer Magersüchtigen entlehnt worden zu sein ... Es könnte also auch Magersuchtverhalten auf die gesellschaftlichen Normen abfärben? Wo ist der Anfang?

Wir sind nicht der Meinung, daß das Ursache-Wirkungs-Prinzip so monokausal und einfach funktioniert. Der kollektive Schlankheitswahn der jungen Mädchen und Frauen hat zwar ein erstaunliches Ausmaß angenommen, und es dürfte keine Frage sein, daß sich

---

* Kohut (1971) macht auf diesen narzißtischen Aspekt besonders aufmerksam.

die derart Angesprochenen von dem Kalorien-Terror irgendwie beeinflussen lassen. Trotzdem meinen wir, daß man im wesentlichen doch unterscheiden kann, ob solche *Manipulationen* des Essens *nur* ein *zeitnormaler «Tick»* sind *oder* ob eine *tiefe Lebenskrise* mit ausgeprägten narzißtischen Selbstwertproblemen und der unrealistisch verzerrten Körperwahrnehmung vor sich geht, die man nicht nur auf äußere Faktoren zurückführen kann.

Das bedeutet auf der anderen Seite nicht, daß das «Zeitalter des Narzißmus» nichts mit dem Thema Magersucht zu tun hätte. Ein *indirekter Zusammenhang* ist u. E. keineswegs zu übersehen. Wir zitieren noch einmal und abschließend Lasch: «In einer narzißtischen Gesellschaft – einer Gesellschaft, die narzißtische Charakterzüge fördert und ihnen zunehmend Bedeutung gibt – spiegelt die *kulturelle Entwertung der Vergangenheit* nicht nur die Dürftigkeit der herrschenden Ideologien, denen die Wirklichkeit entglitten ist und die es aufgegeben haben, sie zu meistern, sondern auch die innere Armut der narzißtischen Persönlichkeit wider».

Lasch verweist damit einerseits auf die Interdependenz einer kollektiven Entwertung unserer Sozietät mit einer entsprechenden inneren Verarmung des einzelnen. Zweitens läßt er erkennen, daß für ihn die Abwertung von vergangenen kulturellen Gütern für diesen Prozeß verantwortlich ist.

Auch uns beschäftigt die Frage – unabhängig von einer Auf- oder Abwertung –, ob der Verlust von tradierten Normen Magersucht-Verhalten fördern kann?

Wir möchten bei der Diskussion dieser Frage noch einmal zu der Einheit und Kommunikation im frühesten Alter zurückkehren und der – aus einem nicht geglückten Urvertrauen herrührenden – sog. oralen Gier, die mit einem unersättlichen «Liebes-Hunger» (Battegay, 1982, 1987) zusammenpaßt. Die dabei zutage tretende Maßlosigkeit, welche mit menschlicher Würde, mit einem ungestörten Zusammenleben und den «guten Sitten» schwer in Einklang zu bringen ist, hat es sicher immer in der Menschheitsgeschichte gegeben. Ebenso alt dürften auch die Maßnahmen sein, mit denen versucht wurde, den Betroffenen ein gemäßigtes Dasein zu ermöglichen.

Solche Aufgaben fielen früher weitgehend den kirchlichen Institutionen zu. Den Versuchungen des Menschen, seine natürlichen

Grenzen nicht einzuhalten, wurden kategorische Gebote oder apokalyptische Endzeit-Drohungen entgegengestellt. Die überirdischen Mächte Gott und Teufel und die durch sie vertretene Aussicht auf himmlische Belohnung oder höllische Bestrafung sollten den Anfälligen und Schwachen Halt und Stärke in ihren fleischlichen Anfechtungen verleihen.

Wir nannten als Beispiele die Mahnbilder der Niederländer, mit der Allegorie des heiligen und des sündigen Essens (inklusive Trinkens), die Gegenüberstellung der sündigen Eva und der reinen Maria, die als Mahnposten am «Weg allens Fleischens» dazu dienten, dem immanenten inneren Drang des Menschen nach Grenzüberschreitungen äußere Schranken zu setzen.

Wenn wir uns *heute* nach sittlichen Grenz- und Mahnpfosten umsehen, so ist *der «Mensch»* längst selber – wie es scheint – *«zum Maß aller Dinge»** geworden. Weltliche Gesetze und Verordnungen regeln zwar das äußere Zusammenleben. Aber wir wissen, wie häufig die ethischen Fragen des Maßhaltens, die selten einen direkten Straftatbestand beinhalten und darum nicht geahndet werden, der Willkür und Interpretation des einzelnen überlassen sind. *Grenzüberschreitungen* kennzeichnen in nie geahntem Ausmaß *unser Jahrhundert*: Der Mensch greift ebenso nach den Sternen im Makro- wie den Atomen im Mikro-Kosmos (Klessmann, E., 1985).

Die Begriffe *Spaltung* und *Fusion*, die wir als Abwehr-Mechanismen** im *Ich*, im *Kern des Menschen* diskutiert haben, dieselben Mechanismen fungieren (zufällig?) *auch* bei *Atom-Kern-Spaltungen* oder *-Fusionen* (Wasserstoff-Bombe) mit dem keineswegs irrealen Potential der Menschheits-Vernichtung. Die moderne Apokalypse hat konsequenterweise das konkrete Bild einer atomaren, vom Menschen selbst ausgelösten Katastrophe angenommen. Protagoras

---

* Ein Satz des griechischen Sophisten Protagoras, der im Athen des 5. Jahrhunderts v. Chr. wegen Gottlosigkeit verurteilt wurde, aus der Stadt fliehen mußte und dabei umgekommen ist.

** Nach jüngeren erkenntnistheoreritschen Vorstellungen (Wurmser, 1987) entsteht die Identitätsspaltung aus absolut gegenteiligen Überichforderungen einerseits und absolut gegenteiligen Affekten und Wünschen andererseits, mit globalen Identifizierungen und Verleugnungen, erst in einer späteren Entwicklungsphase und wird *nicht* als *Abwehrmechanismus* interpretiert. Aber das *Phänomen* bleibt auch bei Wurmser *unbestritten*.

mußte zu seiner Zeit fliehen, nachdem er behauptet hatte, daß es keine Götter gäbe. Heute greift niemand ein, wenn das Credo «Atheismus» heißt. Die enorme Befreiung aus klerikaler Enge und Unterdrückung hat aber zugleich einen hohen Preis von Eigenverantwortung und – *Grenzenlosigkeit* gefordert. Gerade letzteres – um wieder zu unserem Thema zu kommen – scheint Magersüchtige zutiefst zu irritieren. (Wir erinnern an die unendliche, bedrohliche Weite in Claudias Wiese und in Henriekjes KB am «Gitterbettchen-Bach»). An wen sollen sie sich halten, wer setzt ihnen Maß-Stäbe, wenn sie aus der engen, elterlichen Obhut entlassen werden? Sie, die ihre eigenen Grenzen nicht erprobt haben, sich nie abgrenzen konnten – wie sollen sie plötzlich das «richtige» Maß finden?

Genügte in alten Zeiten das bescheidene Maß, ein gottwohlgefälliges Leben zu führen mit der Aussicht auf jenseitige Erhöhung, so setzten Magersüchtige zunächst die Tradition fort, indem sie sich in einem den Eltern wohlgefälligen (Kind-)Dasein spiegeln konnten. Ein nur noch Sich-selbst-Wohlgefallen muß bei einem so tiefen Defizit an Selbst-Bewußtsein (und angesichts der grenzenlosen Ansprüche der heutigen Gesellschaft) lähmendes Erschrecken auslösen. Da scheint tatsächlich nur noch das Grandiosum der Magersucht-Autarkie übrigzubleiben. Mit dieser narzißtischen Überhöhung können zwar die Abgründe, die Leere mit den dahinter drohenden unersättlichen Wünschen (die Orchideen-Schlingpflanzen), auf Dauer kaum kompensiert werden. Dennoch: was sich im Mittelalter als Mirakulum, zu Beginn der Neuzeit als Spektakulum darbot, wird nun zum Grandiosum einer utopischen Allmacht-Phantasie... Was uns bemerkenswert scheint, ist die Tatsache, daß die narzißtischen Größenvorstellungen auch dann noch Gültigkeit haben, wenn das anorektische Ideal zusammenbricht. Die Angst vor der *Normalität, d. h.* der *Nichtigkeit*, wie sie Bärbel und Corinna explizit formulierten und wie sie sich auch im Pusteblumenbild dekuvrierte (lieber untergehen, als so wie die anderen sein), die *Angst vor dem Mittelmaß*, wie wir es im Titel formuliert haben, initiiert dann schon lieber das negative Gegenteil: ein «beziehungsloses Ungeheuer» zu werden (Corinnas Vergleich), das jedoch in seinem Extremismus weiterhin das Gefühl einer besonderen Identität garantiert. Denn: «Ohne das Kotzen wäre ich – Nichts... Mit dem Symptom fühle ich mich, wenn auch als jämmerliches, aber wenigstens: Etwas...» (D. h.: Ich bin trotzdem moralisch gut, auch wenn ich schlecht bin, denn ich bestrafe, erniedrige mich.)

Wir meinen, daß aus einem solchen desperaten Identitätsbewußtsein auch deutlich wird, wie *wenig* die *derzeitige Frauenrolle* den magersüchtigen Mädchen an «gesunder« *narzißtischer Zufriedenheit* zu bieten vermag. Die Anlehnung an die «Maria-Rolle» verspricht keine besondere gesellschaftliche Reputation mehr. Eine Annäherung an die «Eva-Rolle» hingegen kann bei der Angst vor Nähe und Abgrenzungsproblemen nur konsequenten Rückzug (bei Anorexie) oder (Kon-)Fusionsabhängigkeit (bei Bulimie) auslösen. Und eine «reine» leistungsorientierte Berufskarriere stellt sich für Frauen – anders als bei Männern – immer noch zwiespältig-gebrochen dar.

3.3 Zusammenfassung

Die konservativen Ideale der Magersüchtigen treffen auf eine Welt, der nichts von den alten Wertvorstellungen mehr heilig zu sein scheint, eine Wegwerf-Gesellschaft, in der kollektive Normen, von denen sie noch stark geprägt wurden, wenig zählen. Der Anspruch an sich selbst, das eigene Wertbild, muß dementsprechend um so mehr «narzißtisch aufgewertet», verabsolutiert werden.

Wenn Magersüchtige, wie wir früher ausgeführt haben, über keinerlei Selbst-Bewußtsein, keine andere als die Identität ihrer Askese verfügen, dann muß ihre Lebens-Perspektive in hohem Grad unklar und angsterregend sein. Wenn als spezielle Komponente noch eine höchst zwiespältige Auffassung der Frauenrolle hinzukommt, erscheint die Zunahme der Krankheit, insonderheit die Betroffenheit junger Mädchen oder Frauen, eher logisch als verwunderlich. Die Maßlosigkeit unseres Zeitalters spiegelt sich in der Unfähigkeit des Maßhaltens, aber auch in der Angst der Magersüchtigen vor einem entwerteten Mittel-Maß, das sie mit Nichtigkeit (= Identitäts-Verlust) gleichsetzen.

Wir glauben nicht, daß «echte» Magersucht allein durch den heutigen Schlankheitskult hervorgerufen werden kann. Es müssen u. E. eine individuelle Persönlichkeits- und eine entsprechende familiäre Struktur als Vorbedingungen da sein. Bei einer solchen Konstellation dürfte der kollektive Zeitgeist mit dem abgehobenen Schlankheitsideal aber auf besonders empfänglichen «Nährboden» fallen – einen Nährboden, der das, was als scheinbar spezielle Wesenseigentümlichkeit bei Magersucht imponiert, bereits jahrhundertelang als kollektive «Vor-Bilder» prägte, wie wir an einigen Beispielen aufzuzeigen versuchten.

4. Behandlungsmöglichkeiten der Magersucht

4.1 Allgemeiner Überblick

So zwiespältig und vielschichtig, wie sich das «anorektische System» (Selvini-Palazzoli, 1979) darbietet, so unterschiedliche Angriffsflächen für einen therapeutischen Einstieg lassen sich auch entdecken (das Wortpaar «Angriff-Einstieg» ist nicht zufällig zustande gekommen – die anorektischen Widerstandskräfte implizieren leicht «starke Geschütze» . . .).

Es fällt auf, daß verschiedene Therapieschulen in einem subtilen Wettkampf die anorektische Preisfrage «wer ist der/die beste» (Therapeut/in)? bis in wissenschaftliche Diskussionen fortsetzen, und es ist bekannt, wie oft es den Kranken gelingt (z. B. in der Klinik), ein Therapeuten-Team zu spalten. Sie haben offensichtlich eine besondere Fähigkeit, andere in ihr (Wert-)System einzubeziehen.

Für uns – wir haben es erst im Laufe der Jahre gelernt – ist daher das Erkennen von Auf- und Ab-Wertungen, von Ein- und Ausgrenzungen, das *Setzen von eigenen Grenzen* eine der *wichtigsten Maßnahmen*, um die Balance zu finden zwischen persönlicher Empathie und sachlicher Distanz. Wir versuchen so, *klare Strukturen* zu *schaffen*, die nicht durch Machtkämpfe «verteidigt» werden müssen (letzteres ist immer ein Warnzeichen, daß wir zu weit in das System hineingezogen wurden).

Ehe wir auf unsere speziellen Erfahrungen eingehen, möchten wir jedoch anhand einiger Beispiele aufzeigen, welche unterschiedlichen therapeutischen Vorgehensweisen bei Magersucht möglich sind.

In der Bundesrepublik gibt es z. Z. – wenn wir richtig orientiert sind – zwei vorherrschende Therapierichtungen: Die Verhaltenstherapie, die vor allem im klinischen Bereich praktiziert wird (häufig mit Sondenauffütterung kombiniert), und die Familientherapie, die eher ambulant eingesetzt wird. Beide Vorgehensweisen werden auch miteinander oder mit anderen Therapieformen kombiniert (beispielsweise in der Klinik) und haben – jede für sich – z. T. durchaus differente Ansätze, auf die wir hier nicht näher eingehen können.

Beide versuchen bewußt, auf der Hier- und Jetzt-Ebene Veränderungen zu erzielen; die Verhaltenstherapeuten im Einzel- oder Gruppensetting durch konditionierende Programme, die ein neues Eßverhalten aufbauen sollen und/oder das Selbstwert-Erleben verbessern können. Familientherapeuten setzen (mit Ausnahme des analytisch orientierten «Heilen-durch-Begegnung»-Ansatzes, Stierlin et al., 1980) vor allem auf der metakommunikativen Ebene einer «Heilung-durch-Systemveränderung» (Stierlin) an, eine Methode, die in Europa besonders mit dem Namen der Mailänder Gruppe um Mara Selvini-Palazzoli (1977) verbunden ist.

Diametral entgegengesetzt zu den eben genannten «Techniken» verfährt u. a. die Musiktherapeutin G. Loos (1986), welche die frühen Störungen in der Selbstwert-Entwicklung gezielt in den Mittelpunkt ihres Einsatzes stellt. Sie gibt keine gezielten Anstöße aus der Distanz der Metakommunikation, sondern läßt sich auf ein tiefes Übertragungs- und Gegenübertragungsgeschehen ein, indem sie auf einer präverbalen Ebene (Klang und Rhythmus, nonverbale Körpersprache) defizitäre Wahrnehmungen und starre Sperren be-handelt.

Ähnlich konträr muten zwei skandinavische Modelle an, die wir zur weiteren Illustration des Behandlungsspektrums kurz erwähnen wollen.

Kerstin Laurén (1982) und ihr Team im Danderyd-Hospital in Stockholm nehmen die Kranken von vornherein nur drei Wochen stationär auf. Das erklärte Ziel besteht darin, den Magersüchtigen die eigene Kompetenz (z. B. Wahrnehmen beginnender Zeichen von körperlicher Dekompensation) konsequent zu übertragen, da niemand vom Personal ihnen die Selbst-Wahrnehmung, aber auch -Verantwortung abnehmen könne. Unangetastete Mahlzeiten werden entsprechend kommentarlos abgeräumt, das Gewicht wird wie bei den anderen Kranken der Station routinemäßig nur einmal pro Woche kontrolliert; am Ende werden sie u. U. mit einem niedrigeren Gewicht als bei der Aufnahme entlassen – allerdings mit der Implikation, nur sie könnten und müßten spüren, wann sie den selbst zugezogenen Gürtel wieder weiter schnallen dürften. In etwa vier bis acht ambulanten Familiensitzungen wird dieser Kurs weiter stabilisiert, bis (in der Regel nach einem halben Jahr) Gewicht und Verhalten in etwa normalisiert sind. Nur zwei von 50 Kranken (und ihre Angehörigen) hätten sich darauf nicht einlassen können, es gab keinen Todesfall.

Der Norweger Hans Bassøe (1982) hat in Bergen ein entgegengesetztes Konzept entwickelt: Er korrigiert die irrealen Vorstellungen der Kranken über «Kalorien» durch die physikalische Definition der Wärme-Einheit und den dahinterstehenden Energie-Umsatz. Durch fachlich-kompetente Definition der Anorexie als «sekundäre Stoffwechselentgleisung» (= körperliche Krankheit) mindert er die gegenseitigen, lähmenden Schuldzuweisungen innerhalb des Systems. Statt dessen hebt er die Kooperationsbereitschaft der Kranken hervor (Familientherapeuten würden diese Umdeutung als positive Konnotation bezeichnen). Die Kranken würden sich seinen vorsichtig aufbauenden «Diätvorschriften», die sie allmählich in eigene Regie übernehmen, meist ohne Widerstand unterziehen. 380 Patienten seien seit 1958 auf diese Weise mit guten Resultaten und sehr geringer Mortalität, wenn möglich ambulant, behandelt worden. Es seien kaum Sondenbehandlungen notwendig gewesen.

Während Bassøe das System und seine Entscheidungsunfähigkeit, den festgefahrenen Machtkampf, entlastet, indem er die superiore Kompetenzrolle (Wichtigkeit der Labordaten) einnimmt, vermeidet Laurén den Machtkampf völlig, indem sie die Klinik quasi in eine inferiore Position (Unwichtigkeit der klinischen Daten) gegenüber der Eigenkompetenz der Kranken bringt. – Widersprüchlich, wie das anorektische System nun einmal ist, reagiert es auf die sich widersprechenden Strategien (die aber jeweils in sich schlüssig sind!) mit positiven Veränderungen.

Korrigierendes Eßverhalten, sich klärende Beziehungsgeflechte, Körpergefühle wahrnehmen, Eigenverantwortung übernehmen, Entlastung von Schuldgefühlen – das sind Streiflichter, die zunächst nur andeuten können, wie vielschichtig die «Angriffsflächen» sein können. – *Wir* haben uns *nicht* auf *eine Methode* festgelegt, sondern suchen – von Fall zu Fall – immer wieder neu nach dem möglichst günstigsten Einstieg: je nachdem, zu welchem Zeitpunkt die Behandlung einsetzt (ob zu Beginn oder nach 10jähriger Chronizität), wie die Familienverhältnisse sich gestalten, wie alt der/die Patient/in ist, ob die Krankheit mehr zum anorektischen oder bulimischen Pol tendiert usw. Es ergeben sich also unterschiedliche Alternativen und

Modifikationen; das hat u. E. aber auch den Vorteil, daß der Behandlungsprozeß nicht in Routine erstarrt.

4.2 Eigene therapeutische Erfahrungen

Ansprüche an eine «vollkommene Heilung» stellen wir weder an uns noch an unsere Patienten. Das scheint uns nicht nur fair und realistisch zu sein, sondern zugleich ein erster Schritt in «die heilsame Mitte», den soliden Boden, der für eine längere Lebensperspektive als wichtigste Voraussetzung vonnöten ist.

So klar, wie wir das jetzt formulieren, waren die Perspektiven jedoch im Anfang nicht. Wir glauben, daß es anfänglich mehr oder minder jedem so gehen wird, der sich auf eine Begegnung mit Magersüchtigen einläßt, daß er entsprechend den Auf- und Ab-Wertungen seiner Klientel zwischen Hoffnung und Verzweiflung schwanken wird. Daher halten wir es für sinnvoll, unseren Einstieg so realistisch-unrealistisch zu schildern, wie er war – bis hin zum heutigen Vorgehen, von manchen, etwas euphemistisch, als «Klessmanns Modell» tituliert.

4.2.1 Der Beginn

Nach einem stationären Behandlungsversuch einer Magersüchtigen während der 50er Jahre auf einer psychosomatischen Kinderabteilung beschloß die kinderärztliche Psychotherapeutin, sich dieser widersprüchlich-rätselhaften Kranken nie wieder hilfreich zu nähern. Der damalige Versuch – übrigens der einzige «Fall» im Zeitraum von drei Jahren – war ein Desaster. Es endete damit, daß die Eltern ihre 14jährige Tochter in moribundem Zustand gegen ärztlichen Rat nach Hause nahmen, um sie einige Wochen später – nicht ohne Triumph – noch einmal gesund und rund zu präsentieren. Die Tochter hatte – unmittelbar nach der Entlassung – begonnen, Speisekammer und Kühlschrank zu leeren; wohingegen sie vorher das gesamte um sie bemühte Klinikpersonal im Kampf um die Nahrungsaufnahme entzweit und letztere erfolgreich boykottiert hatte.

Viele Jahre später schien sich ein ähnliches Desaster bei der kinderärztlichen Psychotherapeutin anzubahnen, als sie – entgegen ihrer früheren Entschlossenheit – sich nochmals auf das Unternehmen einer Magersuchtbehandlung einließ.

Die Patientin war mit nichts von der Vorstellung abzubringen, nur bei dieser Therapeutin könne, müsse sie behandelt werden, eine Klinik oder ein anderer Therapeut käme nicht in Betracht. Es war wohl neben dem zwiespältigen Wunsch, man möchte ihr – wie auch immer – helfen, mindestens ebenso stark die Hoffnung, daß dies nie und nimmer geschehen dürfe, was sie hierher trieb.

Die erste gemeinsame Wegstrecke (nur Psychotherapie) gestaltete sich beängstigend. Körperlich verfiel die Patientin zunehmend weiter, wenngleich die Auseinandersetzungen mit ihren fundamentalen Selbstwert-Zweifeln erstaunlich tiefe Einsichten ergab. Eine Verbesserung der Eßproblematik kam jedoch nicht in Gang. So versetzte sie mit ihrer absolut ernstzunehmenden Weigerung, in eine Klinik zu gehen, die Therapeutin in nicht geringe Nöte. Der Ehemann, der als Internist während derselben Zeit einer ausgezehrten Patientin mit einem Magenkrebs durch intravenöse Infusionen das (Über-)Leben erleichtern konnte, kam bei dem äußerlich fast identisch wirkenden Körperzustand der beiden Kranken auf den Gedanken, den Kreislauf der anorektischen Patientin in ähnlicher Weise zu stützen. Seltsamerweise ließ sie sich ohne Widerstand darauf ein, sie nahm sogar seit der Zeit mehr oder minder kontinuierlich zu, und so war unser ambulantes Zweier-Konzept geboren.

Um evtl. Mißverständnissen vorzubeugen, möchten wir an dieser Stelle einige Anmerkungen machen. Natürlich können Infusionen immer nur einen Überbrückungscharakter haben und einen bedrohlichen Gewichtsabfall auf längere Sicht nicht kompensieren. (Diese Maßnahme ist also kein Ersatz für eine klinisch notwendige Sondentherapie.) Wir stellten auch bald fest, daß hier etwas ganz anderes in Gang gekommen war, was sich als effektiver erwies als die 500 ccm Infusionslösung: Unser «System» hatte sich nämlich verändert. Das war uns allerdings zum Zeitpunkt der «Gründung» des Zweier-Konzepts (Ende der 60er Jahre), als wir nichts von systemischer Therapie wußten, noch nicht bewußt. Die Psychotherapeutin spürte zunächst nur eine große Entlastung; sie mußte die Verantwortung nicht mehr allein tragen. Dann merkte sie, daß sich die Kommunikation mit der Patientin veränderte. Der internistische Partner, der inzwischen klare Vereinbarungen mit weiteren Infusionen getroffen hatte, verwandelte die dyadische Enge in eine offene Triade. Das hatte deutliche Folgen in der Übertragungs- und Gegenübertragungsbeziehung. Es war in der vorherigen Ausschließlichkeit der dyadischen Beziehung zu einem beidseitigen, tiefen Sich-aufeinander-Einlassen gekommen, was sich u. a. im KB in ungewöhnlich frühem «Material» dokumentierte. Zugleich hatte sich aber die anorektische «Klammer» zu einem ernsten Hindernis für eine Weiterentwicklung aufgebaut. Es kam zu der schon geschilderten Stagnation mit einem Sistieren, zeitweise sogar weiterem Abrutschen des Gewichtes. Durch die neue Beziehungs-Konstellation konnte der regressive Sog in einen progressiven Schub umgewandelt werden, was in dieser Situation von so entscheidender Bedeutung war, daß wir von da an unser Zweier-Setting kontinuierlich «programmiert» und ausgebaut haben (Klessmann, E. und H. A., 1975). Derart tiefe KB-Einlassungen wie in der ersten Zeit hat es allerdings seither nicht mehr gegeben.

4.2.2 Eine therapeutische «Falle»

Unser kombiniertes psycho-somatisches Vorgehen erweist sich dem paradoxen anorektischen System gegenüber («werde erwachsen, und bleib unser liebes Kind») als ein «passendes» Gegen-System. Die Angst vor einer Separation (= werde erwachsen) läßt nicht nur die Kranken, sondern auch die Angehörigen häufig vor dem – äußeren – Trennungsschritt einer Stationär-Therapie zurückschrecken. Insofern ist für sie das ambulante Vorgehen das kleinere Übel. (= Ihr könnt Euer liebes Kind behalten.) Dabei wird übersehen, daß wir die eigentliche, die innere Separation ja genauso anstreben. Beginnen wir den ambulanten «Vertrag» mit der vorsichtig-optimistischen Ankündigung: «Wir wollen mal sehen, wie sich die Familienmitglieder gegenseitig helfen können», zugleich mit der offenen Hintertür, «andernfalls kommen wir an einer klinischen Behandlung nicht vorbei», so werden, da – außer einem Abbruch – nichts anderes übrig bleibt, Gesundungs-Ressourcen – notgedrungen – mobilisiert. Aber das sich gegenseitige Helfen steht zum Glück hoch im Kurs der Familien-Ideale, und daß alles vielleicht doch nicht *so* schlimm sein muß, mindert die immer vorhandenen Schuld- und Versagensgefühle... So entsteht das erstaunliche Faktum, daß die Kranken trotz aller Widerstände «freiwillig» kommen und sich sogar der gefürchteten

Gewichtskontrolle beim Internisten sowie etwaigen Infusionen unterziehen. Allerdings scheint es uns wichtig, daß sie als Gegenleistung für die Konfrontationen in der internistischen unteren Etage im nächsten Stockwerk von der auf Stärkung der eigenen Kräfte bedachten Psychotherapeutin geradezu gegenteilig empfangen werden.

Solche Widersprüche provozieren bei dem doppelbödigen anorektischen System einen eigenen logischen Sinn – wenn man nur konsequent dahintersteht und sich nicht «spalten» läßt. Man muß tatsächlich sehr eng kooperieren, was bei uns per Haustelefon geschieht, da die Patienten immer am selben Tag – erst zum einen, dann zum anderen – kommen und wir uns so kurzschließen können. Da unsere Rollenverteilung überdies ganz klar ist, gelingt es relativ selten, uns un-eins werden zu lassen (wenn, dann am ehesten bei der Frage einer doch noch notwendigen Klinik-Einweisung).

An solchen Zerreißproben zeigt sich aber auch die Tragfähigkeit und der Sinn unseres «Systems». Die Magersüchtigen erleben, da für jeden Bereich ein Doktor zuständig ist, daß der Körper genauso ernst genommen wird wie ihre seelischen Befindlichkeiten und Bedürfnisse. Die Gleich-Gewichtigkeit von beiden wird durch unsere gemeinsamen Entschlüsse exemplarisch zum Modell dafür, daß eins ohne das andere nicht «sein» kann. Wir versuchen so, die *Abwehrmechanismen der Spaltungen zu Gunsten* einer *Integration des «bösen Körpers»*, zu hinterfragen und «aufzuweichen».

Die «therapeutische Falle» (Klessmann, 1983) zielt dahin – um es noch einmal zusammenzufassen – daß wir den Widerstand des Systems gegen eine Separation nutzen, indem wir das Bestreben der Familie, vereint zu bleiben, positiv bewerten und explizit anerkennen. Dieses Vorgehen bindet das System eng an uns, da die Angst vor der äußeren Separation (Klinik) größer ist als vor der implizit im Gegenzug von uns erwarteten inneren Separation, d. h. eine Lösung der allzu eng vernetzten Familienmitglieder voneinander. Unser Therapieziel heißt also gleichfalls Trennung – «nur» mit einer viel langfristigeren Perspektive, was zunächst durch die anorektische Verleugnungsbrille wegretuschiert wird.

Ein Vorteil der ambulanten Therapie gegenüber der Klinik ist sicher der, daß wir nicht mit einer Schein-Kooperation des Systems oder des magersüchtigen Symptom-Trägers rechnen müssen, die darin bestehen kann, daß die Belohnungs-Strategie: «Wenn Du (wieder) essen kannst, kannst Du (wieder) nach Hause», nur zum Zweck der Wiedervereinigung genutzt wird und der Rückfall bereits vorprogrammiert ist, wenn die Kinder in den unveränderten Familienschoß heimkehren. Dieser falsche Anreiz fehlt bei uns, da die Familie ja vereint bleibt, die belohnende Rückkehr bei verbessertem Gewicht «zieht» bei uns nicht. Der sanfte Druck unseres Vorgehens sieht eher umgekehrt aus: Wenn Selbst-Verantwortung nicht übernommen werden kann, ist der Vorzug des ambulanten Weges auf Dauer nicht möglich... Ohne Druck geht es aber auch in der Klinik nicht, denn wie autonom können sie wirklich die «selbst»-bestimmten Portionen essen, wenn sie nur bei entsprechenden Mengen wieder entlassen werden?

Natürlich gibt es auch – systemisch gesehen – Nachteile bei unserem Vorgehen. Der somatisch ausgerichtete Therapeut übernimmt mit regelmäßigen Gewichtskontrollen und evtl. Infusionen die Verantwortung für das System, d. h. daß wir in das gleiche Dilemma wie die Klinik geraten können: Die Kranken kommen zwar aus ihrem körperlich bedrohlichen Zustand heraus, das entscheidungsunfähige System bleibt jedoch durch die Abhängigkeit von der *superioren Therapeutenrolle fremdbestimmt*. Eine solche Konflikt-«Lösung» schafft keine echte Separation bzw. Individuation der einzelnen Familienmitglieder. Wollen wir auf Dauer Eigenständigkeit im Anorexie-System erzielen, muß also durch eine *weitere Strategie* das Abhängigkeits-Verhältnis der Eingangs-Phase in die *Eigen-Verantwortung* des Systems zurückdelegiert werden.

Hier setzt der *Balance-Akt der Psychotherapeutin* ein, die – ohne die zuvor definierte superiore Position des ärztlichen Partners in Frage zu stellen – autonome Initiativen im System wecken und zur Selbst-Enfaltung bringen muß. Dieser strategisch ungünstige, da widersprüchlich scheinende Part unseres Vorgehens hat andererseits den Vorteil eines gewissen «Vorbild»-Charakters. Die system-immanenten Spaltungen der Magersüchtigen und ihrer Angehörigen mit den puristischen *Entweder-Oder-Prinzipien* werden durch unsere *Sowohl-als-auch-Alternative* relativiert; denn es ist möglich, daß einer die Führung übernimmt und daß trotzdem Verselbständigungs-Tendenzen gestärkt werden – allerdings in einer Zeitverschiebung (erst das eine, dann das andere) – ein Modell, mit dem man auch sonst inkongruente Botschaften lösen kann.

Bei allen Widersprüchlichkeiten, die ein zwiespältiges System auslöst, es gibt auch Gemeinsamkeiten: Der Internist und die Psychotherapeutin haben trotz der genannten strategischen Unterschiede ein identisches Ziel, und das deckt sich sogar mit dem der Patienten: Wir möchten eine Klinik-Einweisung, solange es geht, vermeiden. Ohne den Eindruck haben zu müssen, daß wir nur auf der Stelle treten und Unumgängliches hinausschieben, sehen wir den ambulanten Weg als eine durchaus sinnvolle Alternative an, von der Kostenersparnis ganz abgesehen.

4.2.3 Das internistische Vorgehen

Neben der internistischen Untersuchung und Überwachung, der Behandlung interkurrenter somatischer Erkrankungen (die übrigens selten auftreten), erweist es sich für den Internisten als vordringlich, die schlechten Kreislaufverhältnisse und (bei Bulimie) Mineralstoff-Verschiebungen zu kontrollieren und gegebenenfalls zu behandeln.

Eine längere Sondentherapie – um den schweren Gewichtsverlust aufzufangen – läßt sich ambulant selbstverständlich nicht durchführen (sie wurde nur ganz selten – halbtägig – eher «als pädagogische Maßnahme» eingesetzt). Intravenöse Infusionen lassen sich hingegen in der Praxis verhältnismäßig einfach durchführen. Im allgemeinen erweisen sich eine (bis zwei) Infusionen in der Woche als ausreichend; selten wurden mehr als zehn insgesamt verabfolgt. Um zusätzliche Elektrolyt-Verschiebungen zu vermeiden, wird eine Infusions-Lösung vom Typ des Plasma-Expanders bevorzugt. Eine Zeitlang gaben wir auch «Biosorbin», ein vollbilanziertes Nährpräparat, per os über längere Zeit mit der Empfehlung, daß diese Kalorienzufuhr in erster Linie für energetische Zwecke «verbrannt» würde. Einige Kranke haben sich darauf einlassen können. Vielleicht hatte es für sie den symbolischen Wert einer «spirituellen Diät», die eine Brücken-Funktion übernahm, bis sie wieder normales Essen zu sich nehmen konnten.

Während bei unserer ersten Patientin noch auf regelmäßiges Wiegen verzichtet wurde – wir fürchteten sonst einen Behandlungsabbruch – wurden später konsequente Gewichtskontrollen von vornherein in das Therapieprogramm aufgenommen und den Patienten keine andere Wahl gelassen. Um Täuschungen vorzubeugen, werden die Kranken völlig entkleidet gewogen. Dem jeweiligen Gewichtsstand entsprechend wird dann der nächste Infusions-Termin bzw. die weitere Medikation festgesetzt.

Wir wiesen schon darauf hin, daß die Infusionen keineswegs «nur» als eine somatische Therapie anzusehen sind, sondern einen deutlichen psychotherapeutischen Effekt haben, den wir auch bewußt in die Gesamt-Strategie einbeziehen. Ihr Einsatz erinnert am ehesten an ein verhaltenstherapeutisches Konzept: Die Belohnung der Nicht-Infusion bei Eigenleistung oder umgekehrt (so wird es meistens erlebt) als «Bestrafung», wenn das Gewicht weiter abgesunken ist. Allgemeine, meist irrelevante Ängste (hier ist etwas geschehen, was sich nicht mehr revidieren läßt) werden – wenn es möglich ist – in den nachfolgenden Psychotherapie-Sitzungen ebenso bearbeitet wie irreale Körper-Phantasien, die während der Infusion auftauchen können. Wegen der schlechten Kreislaufverhältnisse, z. T. auch einer gewissen Unruhe während der rund zweistündigen Infusionsdauer, kommt es gelegentlich zu paravenösen Infiltraten. Solche meist geringfügigen Anschwellungen in der Ellenbeuge können mit erheblicher Irritation kommentiert werden: «Ich habe das Gefühl, da ist etwas Fremdes, Unheimliches eingedrungen. Ich hätte es am liebsten gleich herausgekratzt» oder «ich fühle mich ganz durchlöchert». Es ist aber immer wieder eindrucksvoll, wie die Kranken nach dem Überstehen dieser Angstsituationen nicht nur physisch, sondern vor allem auch psychisch gestärkt wirken. Sie können ihre unrealistischen Erwartungen korrigieren, d. h. sie sind nicht «aufgeschwemmt» oder «viel zu dick» geworden – man könnte es also vielleicht auch mit ein bißchen mehr «natürlicher Nahrung» wagen? Bei manchen regt sich ein gesunder Eigensinn: «Ehe ich mich nochmal infundieren lasse, esse ich lieber!»

Insgesamt scheint es wichtig zu sein, daß der Internist gegenüber den Patientinnen eine sachlich-bestimmende, konsequent-beharrliche Rolle einnimmt, nicht mit sich «handeln» läßt (wie es daheim immer wieder erfolgreich in den gegenseitigen Macht- und Ohnmacht-Spielen durchgeführt wird).

Die auch bei wieder erreichtem Normalgewicht zunächst persistierende Amenorrhoe wird in der Regel mit einem hormonfreien Phytotherapeutikum angegangen. Gegebenenfalls werden die Patientinnen dem Gynäkologen zur anschließenden Hormontherapie zugewiesen, wenn die Periode nicht spontan wiedereinsetzt.

Interessanterweise wird fast nie um die Verordnung von Laxantien gebeten. Z. T. verschaffen sich die Kranken diese ohne Rezept, oder sie können durch größere Rohkostmengen – zeitweise das einzige, was sie überhaupt noch zu sich nehmen – eine ihnen befriedigend erscheinende Stuhlentleerung herbeiführen.

Wenn sich die Konstellation nicht immer, vor allem zu Beginn, vermeiden läßt, daß der Internist Druck ausüben muß und damit die Autonomie-Bedürfnisse «unterdrückt», so wird auf der anderen Seite doch jeder kleine Schritt nach vorn unter das anspornende Motto gestellt, bei der ambulanten Behandlung durch eigenen Einsatz aktiv mitgewirkt zu haben; d. h. auch, daß die Kontrolltermine beim Internisten gleichzeitig reduziert werden, wenn die Eigenverantwortung wächst.

4.3 Psychotherapeutisches Vorgehen

4.3.1 Familientherapeutische Ansätze

Während wir zu Beginn unseres Behandlungskonzeptes allenfalls «aufklärende» und/oder beratende Gespräche mit den Angehörigen unserer Kranken führten, haben wir seit Mitte der 70er Jahre zunehmend familientherapeutische Interventionen eingeplant. Eine wachsende Vertrautheit mit systemischer Sichtweise half uns, die oft verwirrenden Gegenläufigkeiten aus der Ebene der «Metakommunikation» in einem anderen Sinn-Zusammenhang zu ordnen. Das hat uns den Umgang mit dem «System» sehr erleichtert.

Wir haben allerdings die bis dahin bewährten Strategien unseres zweigleisigen Ansatzes wegen des neuen Paradigmas nicht in einem revolutionären Akt verworfen und etwas gänzlich anderes begonnen. Es war vielmehr ein allmählicher «evolutionärer» Prozeß der Assimilation von familien-dynamischen Erkenntnissen, der unser gemeinsames Vorgehen, aber auch einzelne Maßnahmen der Psychotherapeutin, modifizierte.

D. h., wir beraten – zunehmend mit «systemischer Brille» ausgerüstet – gemeinsam die weiteren jeweiligen Schritte. Den behandelnden, familientherapeutischen Part selber führt jedoch die Psychotherapeutin allein durch. Da an einem Behandlungsnachmittag nicht selten drei (bis vier) Magersüchtige zu uns kommen, ist es zeitlich nicht anders einzurichten, als sie wechselseitig nacheinander zu empfangen. Während in der oberen Etage beispielsweise eine Familiensitzung stattfindet, sieht der Internist in der unteren Etage meist schon die/den nächste/n, die/der anschließend nach oben kommt, während die Familie nach unten wandert usw.

Die heute fast klassisch zu nennenden Vorgehensweisen mit Magersucht-Familien, die «strukturelle», wie sie z. B. Minuchin (1981) mit dem berühmt gewordenen «Familien-Lunch» beschrieben hat, oder das «strategische» Vierersetting vor und hinter der Einwegscheibe mit den paradoxen «Zauberformeln», den «Symptomverschreibungen», welche die Mailänder Gruppe (1977) entwickelt hat – beides läßt sich in unserem Rahmen so nicht durchführen.

Viele Anregungen und Impulse können wir jedoch durchaus realisieren, wenn auch z. T. mit etwas anderen Mitteln.

Wenn die Therapeutin etwa von besonders «schlimmen Eß-Szenen» bei den gemeinsamen Mahlzeiten erfährt, so kann sie sich diese zwar nicht live (wie Minuchin) in der Praxis vorführen lassen, aber sie kann die Familie bitten, die häuslichen *Eß-Szenen auf* einem *Kassettenrecorder* aufzunehmen. Man muß dabei die Klagen sehr ernsthaft anhören und sagen, daß es wichtig wäre zu erfahren, was jedes Familienmitglied bei den Mahlzeiten tue oder lasse und was im einzelnen gesagt würde. Nur so bestände die Aussicht, daß man bei diesem Problem helfen könne. Die Familie wird also angehalten, bei jeder Mahlzeit sich besonders engagiert – so wie bisher – zu verhalten und alles auf der Kassette mitzuschneiden. Die echteste Kassette möge man bitte das nächste Mal mitbringen, je schlimmer, desto besser; denn nur so könne man sich ein wahres Bild machen und die Familie besser verstehen. – Der Erfolg ist, daß sie entweder keine Kassette mitbringen, weil «es einfach nicht mehr ging», oder man erhält mit allerlei Entschuldigungen eine Kassette, auf der eine friedlich-freundliche Familie «leider» nicht mehr in der Lage war, das Gewünschte vorzuführen. Eine solche Verordnung, Essens-Konflikte nicht nur intensiv auszutragen, sondern – fast rituell – über die Kassette laufen zu lassen, erinnert an die oben genannten Symptom-Verschreibungen, die ja nicht selten rasche Veränderungen nach sich ziehen (Klessmann, 1985).

Damit ist natürlich die Magersucht nicht geheilt, es kann aber ein erster Schritt zur Befreiung aus dem «malignen Clinch» (Stierlin, 1979) sein und der Familie erhebliche Entlastung bringen.

Andere system-verändernde Strategien lassen sich auch ohne Modifikationen in unserem Rahmen einsetzen. Das sogenannte *zirkuläre Befragen*, wobei jedes Mitglied reihum Auskunft über die Beziehungen der anderen geben soll, wird von der Psychotherapeutin vorwiegend in den ersten Familienrunden eingesetzt. (Eine solche Befragungs-Sequenz kann beispielsweise so aussehen: Wer greift ein, A oder B, wenn Y und Z sich streiten? – Was macht B, wenn A sich eingemischt hat? usw.) Man erhält so nicht nur inhaltliche Informationen aus verschiedenen Perspektiven, sondern vor allem auch mehr Klarheit über die Struktur der Familie (mögliche Subkoalitionen usw.). Dadurch, daß immer wieder andere Familienmitglieder z. T. mit überraschenden Fragestellungen einbezogen werden, vermeidet man, daß dieselben «alten Platten» ablaufen und sich alles – wie zu Hause – in kurzer Zeit im festgefahrenen Kreislauf weiterdreht.

Die Kunst, gegebenenfalls aus den so gewonnenen Erkenntnissen der Familie eine gezielte «Verschreibung» zu verordnen, glückt gelegentlich auch dem Einzelkämpfer (wie bei der Kassettenaufgabe). U. E. sollte man jedoch, wenn man sich mehr oder minder ausschließlich dieser Strategie bedient, größere Erfahrungen und eine besondere Affinität zum «metakommunizieren» haben, wenn möglich auch in einem gut eingespielten Team arbeiten.

Werden – was nicht selten geschieht – unbewältigte Trauerereignisse berichtet, so fällt es der Psychotherapeutin schwer, auf der eben genannten distanzierten Ebene zu bleiben. Sie zieht dann beispielsweise eine analytisch orientierte Familientherapie («Heilung durch Begegnung», Stierlin) vor, um gemeinsame «Trauerarbeit» zu ermöglichen.

Oft ist es – gerade wenn man allein mit der Familie konfrontiert ist – hilfreich, zu gestaltenden Mitteln zu greifen, beispielsweise eine *Familienskulptur* ausführen zu lassen. Dabei wird ein Familienmitglied aufgefordert, die Familie so aufzustellen, daß durch Haltung, Gesten und Entfernung der einzelnen Mitglieder das Beziehungsfeld erkennbar wird. Ist die Familie kooperativ, kann es nicht nur aufschlußreiche, mitunter auch aufrührende Erkenntnisse geben, sondern im Nachgespräch (evtl. mit Hilfe einer zweiten Skulptur) neue

Ansätze für eine Veränderung. Die Magersüchtigen nehmen dabei fast immer eine zwiespältige Position ein, sind sie doch zugleich Außenseiter (durch ihre Rückzugs- und Autarkiebestrebungen) und Mittelpunkt (weil sich alles um die Krankheit dreht). Die 17jährige Regina hatte sich unter dem Tisch, der von den anderen Familienmitgliedern eng umstanden wurde, plaziert. So war sie verdeckt und abgesondert und dennoch unentrinnbarer, selbstgefangener Mittelpunkt. Meist stehen die Familienmitglieder auffallend nahe beisammen. Es kann aber auch z. B. der Vater abgewandt aus dem Fenster sehen und somit als der eigentlich nicht Anwesende dargestellt werden. Geheime Eheprobleme können so einer Bearbeitung zugeführt werden oder pathogene Subkoalitionen zwischen einem Kind und einem Elternteil. Wenn man den Eindruck gewinnt, daß der Knoten sich an einem Sub-System besonders festgezogen hat, kann man dieses (z. B. die Eltern) aus dem Gesamtverband herausnehmen und sich auf einen bestimmten Schwerpunkt konzentrieren. Denn wenn ein Teil-System eine Modifikation erfährt, verändert sich zwangsläufig auch das dazugehörige ganze System.

Die Psychotherapeutin, seit Jahren durch das Arbeiten mit dem KB auf «Anschaulichkeit» eingestellt, nimmt bei der Arbeit mit Sub-Systemen gern das *Paar-KB* zu Hilfe. Auf Seite 51 f. wurde vom *Eltern-Paar-KB* der 14jährigen magersüchtigen Elisabeth berichtet, von dem auffälligen Unterschied, wie die Eltern ihre Kinder in die gemeinsame Bootsfahrt hineinimaginierten. Hans wurde in die Familienszene nur am Rande einbezogen, er blieb sich und seinen Wünschen selbst überlassen. Elisabeth hingegen wurde völlig von den unterschiedlichen Bedürfnissen der Eltern okkupiert – jeder «benutzte» sie als verlängerten Arm, um über sie den Partner mit den eigenen Wünschen zu beeinflussen. Die Eltern waren im nachhinein so betroffen über diese – ihnen bis dahin unbewußt gebliebene Kommunikationsform – daß es keiner therapeutischen Interpretation mehr bedurfte. Sie hatten es verstanden und versuchten, sich in der Folgezeit weiter zu verständigen, um nicht wieder in das alte Muster zurückzufallen.

4.3.1.1 Das Paar-KB – Der Trennungsgang um den See

Es kann in Magersucht-Familien auch hilfreich sein, die *Mutter-Tochter-Dyade* für das *Paar-KB* auszuwählen. Um die Separation zu initiieren, beiden eine «Lösung» voneinander zu ermöglichen, erhalten sie die Vorgabe, *getrennt um einen gemeinsam imaginierten See zu wandern*, eine links- und die andere rechtsherum. Die Größe des Sees, den sie zwischen sich tolerieren können, steht meist in umgekehrt proportionalem Verhältnis zu ihren Trennungsängsten. Das heißt je kleiner und enger der See, desto größer ist die dahinter steckende Angst, sich aus den Augen zu verlieren. Man kann ihn fast als ein meßbares, diagnostisches Indiz für die Höhe des Angstpegels einsetzen. Darüber hinaus können die getrennten Wanderungen um den gemeinsamen See auch zum therapeutischen «Probehandeln» geraten – eine Strategie, die im KB häufiger angewandt wird, um neue Wege zu testen.

Wir möchten hier drei beispielhafte See-Wanderungen wiedergeben, um die unterschiedlichen Trennungsängste anschaulich werden zu lassen.

Die 20 Jahre alte Jutta lebte während der Woche außerhalb des Elternhauses. Sie studierte in einer vom Heimatort nicht allzu weit entfernten Stadt. Bis dahin hatte sie sich dort keinen eigenen Freundeskreis schaffen können, und so kam sie – was den Eltern sehr recht war – jedes Wochenende nach Hause. Sie konnte sich nicht vorstellen, daß das «bei der engen Bindung je anders werden könnte», und sie gab freimütig zu, daß sie außerdem mehrmals in der Woche noch ausgiebige Telefongespräche (die symbolische, verlängerte Nabelschnur) mit der Mutter führte, «ich muß einfach alles mit ihr besprechen». Jutta spürte jedoch, daß das «irgendwie zuviel ist, obwohl es auch schön sein kann». Es machte ihr insofern Unbehagen, als sie einen Zusammenhang vermutete mit ihrer Unfähigkeit, einen eigenen Freundeskreis zu finden. (Wir erinnern an die gleiche Situation bei Monika, die sich im KB verzweifelt bemühte, das Elternhaus zu verlassen.) Juttas Mutter empfand die Situation genauso, wie sie erklärte: «Zwar wunderschön, aber irgendwie hängen wir zu sehr zusammen».

Beide waren daher einverstanden, im Paar-KB neue Lösungen zu finden. Der gemeinsame See war nicht besonders groß, beide konnten das gegenüberliegende Ufer zumindest jederzeit ahnen, auch wenn gelegentlich Felsen oder Büsche die Sicht versperrten. Bevor sie sich im KB auf die Wanderung machten, gab die Mutter der Tochter den Rat, sie solle sich, wenn es feucht würde, doch immer »schön die Schuhe ausziehen«. Die Tochter sagte nichts dazu. Beide berichteten sich dann gegenseitig, was sie auf oder an ihrer jeweiligen Wegstrecke fanden. Schließlich trafen sie sich am Ende des Weges und saßen dann nebeneinander auf einem Felsvorsprung, an dem es nicht weiterging. Jutta hatte diese Szene anschließend zu Hause gezeichnet und brachte sie zur nächsten Stunde mit. Als wir sie betrachteten, stellte die Mutter erstaunt fest, daß Jutta sich barfuß mit baumelnden Beinen dargestellt hatte, und sie erfuhr zu ihrem noch größeren Staunen, daß die Tochter die ganze Zeit barfuß gelaufen sei, auch über den harten Felsen und spitze Steine. Mutters Mahnung war von Jutta dezent, aber deutlich zurückgewiesen worden; da sie die Schuhe bereits ausgezogen hatte, brauchte sie den Rat nicht zu befolgen.

Diese kleine, scheinbar nebensächliche Szene halten wir für sehr charakteristisch und erinnern in diesem Zusammenhang an das schon früher zitierte illusionäre «Wir-Gefühl». Juttas Mutter hatte die Vorstellung, daß die Tochter alles genauso wie sie selbst empfinden müßte. Sie konnte sich nicht einfühlen in das Bedürfnis der Tochter «nach dem Barfußlaufen». Sicher kam bei Jutta auch ein gewisser Trotz gegen die Bevormundung hinzu, trotzdem versicherte sie glaubhaft, daß ihr der unmittelbare Fuß-Boden-Kontakt in jedem Fall wichtig gewesen sei. Der Disput, der sich bei der Psychotherapeutin entwickelte, zeigte beiden, wie sie z. T. aneinander vorbeikommunizierten, wozu Jutta durch ihr Schweigen noch beigetragen hatte. Es wurde andererseits deutlich, wie sehr jeder den anderen mit eigenen Phantasien «besetzte». Sie waren über diese Mißverständnisse und die Erkenntnis der nur scheinbar völligen Übereinstimmung ebenso betroffen wie über die Tatsache, daß die Wanderung an einem Felsen endete, wo es nicht weiterging.

Solche ersten kleinen Schritte können, wenn sie «Schritt um Schritt» fortgesetzt werden, zu weiteren, dann auch größeren Fort-Schritten führen. Wir versuchen – bei der ausgeprägten Tendenz zu Größenvorstellungen – gerade die Wichtigkeit der kleinen Veränderungen zu betonen, auch wenn es zunächst oft mit einem abwehrenden und abwertenden «ach, das ist ja nichts» quittiert wird.

Anders verlief der Gang um den See zwischen der 17jährigen Ursula und ihrer Mutter, nachdem beide bei vorausgegangenen KB-Wanderungen auch schon die «Freiheit» genossen hatten, daß jeder mal etwas für sich tun konnte.

Im vierten Paar-KB stellten sich bei beiden so unterschiedliche Seen ein, daß sie verzichteten, sich auf einen Kompromiß zu einigen. Jede blieb also an ihrem See: die Mutter an einem einsamen klaren Bergsee in herrlicher Lage, um den nur ein schmaler Weg führte. Zwei hätten da sowieso gar nicht gehen können, weil er rundum von hohen Bergen eingeschlossen war. Ihr verdeckter Wunsch nach Alleinsein war auch im vorhergehenden Paar-KB schon erkennbar geworden. Sie war wegen der Sorge um die sich an sie klammernde Tochter zu dem Zeitpunkt fast «am Ende ihrer Nerven», wie sie sagte. – Die Tochter hatte dagegen einen Schilfsee mit einem kleinen Ruderboot imaginiert. In dieses stieg sie nach kurzer Zeit ein, fuhr auf den See hinaus und fütterte dort Schwäne und Enten mit alten Brotstücken. Aber es blieb nicht nur dabei. Zum Erstaunen der Mutter berichtete sie in ihrem KB weiter, daß sie wieder an Land sei und es sich in einem Wohnwagen gemütlich gemacht habe. Hier bereitete sie sich auch selber etwas zum Essen. Danach konnte sie daheim zum erstenmal seit langer Zeit auch in der Realität eine größere Mahlzeit zu sich nehmen. Die Separationsbemühungen waren bei Ursula und ihrer Mutter so weit fortgeschritten, daß auch der Fortschritt in der Eß-Symptomatik möglich wurde.

Eine dritte Wanderung um den See nahm wiederum einen anderen tragischen Verlauf. Es handelte sich um die 19jährige Angelika und ihre Mutter, die von weither angereist waren. Bei 170 cm Länge und 29 kg befand sich Angelika in einem recht desolaten Zustand. Beide waren «als letzte Hoffnung» zu uns gekommen, nach mehreren vergeblichen Klinikanläufen. Letztere waren teils von Angelika abgeblockt worden, z. T. angeblich auch von den Kliniken selber, weil man bei dem niedrigen Aufnahmegewicht kein Risiko hätte eingehen wollen (so wurde es uns berichtet).

Wir ließen uns auf einen Versuch mit der festen Bedingung ein, daß wir bei dem lebensbedrohlichen Zustand von Angelika nur eine Probezeit von einer Woche zur Verfügung stellen könnten. Wenn sich dann keine Verbesserung des Gewichtes zeigen würde, müsse Angelika in ein Akut-Krankenhaus eingewiesen werden. Darauf ließen sie sich ein.

Die unrealistische Einschätzung des Krankheitsbildes fiel besonders bei Angelika auf. Während die Mutter zumindest ahnte, daß sich die Tochter in Lebensgefahr befand und das auch aussprach, widersprach Angelika konsequent allen Hinweisen auf den Ernst ihres Zustandes. Es ginge ihr gut, sie sei zwar weniger leistungsfähig. Sie hätte sich aber trotzdem Bücher zum Lernen mitgebracht, denn sie hatte vorher gerade ihr erstes Studiensemester beendet. Sie kaufte sich in dieser Zeit noch roten Stoff für eine Bluse, welche die Mutter ihr nähen sollte, plante ihre Zukunft also weiter. Sie war – wie sie sagte – bereit, alles zu tun, was wir verlangten (ließ sich auch widerstandslos infundieren), wenn sie sich «nur nicht von der Mama trennen» müsse.

Die Therapeutin versuchte, die ihr unumgänglich scheinende Trennung (Klinik-Einweisung) mit dem Gang um den See vorzubereiten. Beide fanden einen sehr schmalen See, der in Angelikas Imagination eher an einen Bach erinnerte, am Ende des Sees floß tatsächlich auch ein kleiner Bach hinein. Beide hatten die symbolische Bedeutung dieser Wanderung durchaus richtig erspürt, den Versuch, sich «ein Stück aus den Augen zu verlieren», wie es die Mutter formulierte. Während letztere fast verzweifelte Anstalten machte, um sich Angelikas «klammernden Blicken» kurzfristig zu entziehen, indem sie beispielsweise hinter einigen Bäumen verschwand, negierte Angelika solche Intentionen mit konsequenter Beharrlichkeit. Sie könne die Mama immer noch sehen; das seien ja nur kleine Büsche, durch die sie durchgucken könne. Am Ende des Sees waren beide nur noch durch den kleinen Bach voneinander getrennt. Die Mutter meinte, so könnte es doch bleiben, sie seien sich ja ganz nahe. Angelika verlangte aber flehend von der Mutter, daß sie sie zu sich hinüberziehen müsse, allein würde sie das nicht schaffen, sie fand keinen Halt auf den glitschigen Steinen im Bach.

Kurz nach diesem vergeblichen Trennungsweg mußten wir Angelika einweisen, weil sich das Gewicht nicht gebessert, sondern noch etwas verringert hatte. Die Mutter konnte in den ersten Tagen viel bei ihr sein. Angelika wurde mit Infusionen und anschließender Sondierung behandelt, und es schien aufwärts zu gehen. Dann mußte die Mutter (die Ferien gingen zu Ende) in ihren Heimatort zurück, um die restliche Familie, die aus dem Urlaub heimgekehrt war, zu versorgen. In der Nacht nach der Abreise bekam Angelika eine schwere Kreislaufdekompensation; einige Tage später verstarb sie auf der Intensivstation an den Folgen einer foudroyant verlaufenden Lungenentzündung. Aus Tagebuchaufzeichnungen ging hervor, wie sie eigentlich nur von der Anwesenheit der Mutter «gezehrt» hatte. Die Abreise erwähnte sie nur mit einem Satz. Danach hat sie keine Eintragungen mehr gemacht. Als wir einen Tag vor ihrem Tod noch einmal bei ihr waren, sagte sie: «Jetzt weiß ich, daß Sie recht hatten. Ich muß sterben. Vorher konnte ich es nicht glauben.» – Wieviel realistischer hatte ihr Unterbewußtsein aber schon bei der Wanderung um den See die Situation erfaßt: Allein würde sie es nicht schaffen (eine Erfahrung, die wir im KB immer wieder machen können; so auch bei Krebskranken = die prospektive Wahrheit der unbewußten Bilder).

Die Frage, wie es (sonst) weitergeht, wenn es weiter und nicht zu Ende geht, ob beispielsweise nach dem Paar-KB wieder andere Kombinationen möglich sind, läßt sich nicht mit festen Regeln beantworten. Wenn es angebracht scheint, danach wieder die ganze Familie zu sehen, werden entsprechende Sitzungen vereinbart. Es kann sich aber auch als sinnvoll erweisen, nunmehr mit dem «Symptomträger» – zumindest eine Zeitlang – allein weiterzuarbeiten. Wichtig ist nur, daß man dabei das gesamte System im «Hinterkopf» zu behalten versucht, d. h. daß man Rückkoppelungen, welche Veränderungen im Gesamt-System auslösen können, abschätzt. Zu rasche *Veränderungen einzelner Mitglieder* können Ängste und *Widerstände der anderen* mobilisieren, und das wiederum kann den Rückfall des Symptomträgers nach sich ziehen.

Wir möchten das Kapitel über familientherapeutische Maßnahmen nicht abschließen, ohne auf eine Intervention einzugehen, von der wir nicht ganz selten Gebrauch machen: Es ist der von Selvini Palazzoli (1977) und ihrer Gruppe beschriebene *«Rückzug der Therapeuten»* aus der *Elternrolle*, die *das System* ihnen *übertragen* hat. Das erfordert bei uns eine genaue vorherige Absprache. Wenn beide den Eindruck haben, daß das System alles tut, um den gegenwärtigen status quo aufrechtzuerhalten, daß die Familie sich geruhsam zurücklehnt (die Tochter ist z. B. aus der akuten Gefahrenzone herausgekommen), daß die implizite Erwartung besteht (auch wenn explizit etwas anderes gesagt wird), die Therapeuten-Eltern sollten sich nur weiter anstrengen, man würde ja selber auch alles tun... Dann scheint es Zeit für uns zu werden, aus dem stagnierenden Großeltern-Verhältnis auszusteigen, um weitere eigene Aktivitäten in der Familie zu mobilisieren. Wir erklären etwa, daß wir nun alles getan hätten, was zum gegenwärtigen Zeitpunkt möglich wäre. Wir würden auch sehen, daß von seiten der Familie alles getan worden sei... Es muß überzeugend ausgedrückt werden, daß *wir* an der Grenze des Machbaren angelangt seien, an einer Grenze, die wir respektieren müßten. – Wir haben danach erstaunliche «spontane» Entwicklungen gesehen! Den unzureichenden Therapeuten-(Eltern) wird nun gezeigt, was *doch* alles geht, das wäre ja noch schöner: uns, die Familie, einfach aufzugeben. Und so gibt die Familie sich nicht auf, sondern setzt in einem progressiven Wettkampf (mal sehen, wer besser ist) ungeahnte eigene Reserven frei. Es kann allerdings auch geschehen, daß sie nach einem längeren Intervall erneut um Hilfe ersuchen.

4.3.2 Individuelles Vorgehen – Allgemeine Voraussetzungen und Möglichkeiten

Wenn man sich dem, der einzelnen selbst zuwenden will, so erlebt man meistens eine mehr oder minder direkte Abweisung. Manchmal stellt sich die Abweisung und/oder Abwertung auch nur als stille Resistenz hinter einer äußerlich freundlichen Fassade dar. In der Regel können wir jedenfalls mit einer echten Motivation erst rechnen, wenn das Leiden schon länger besteht.

In jedem Fall ist es aber wichtig, sich auf einen Minimal-Konsens zu einigen, und der sieht auch bei Widerständigen meistens so aus, daß sie wenigstens bereit sind, einen Versuch mit dem *Autogenen Training* (AT) zu machen: daß es Möglichkeiten gibt, den «fremden Körper» besser zu erfahren, die ewig kalten Hände und Füße warm zu bekommen, sich besser zu entspannen, vielleicht auch beherrschen zu können – diese Anreize werden in der Regel doch aufgegriffen, zumal sie nicht bedrohlich wirken (davon kann ich ja nicht dick werden). Über das sachliche AT-Gespräch hinaus kann man dann auch den Gesprächsradius, meist in kleinen Schritten, erweitern. Aber das spielt sich alles doch ziemlich oberflächlich ab. Die Kranken merken das natürlich auch, und so kommt vielleicht der Zeitpunkt, daß sie etwas gestalten, malen oder einen Traum erzählen. Dabei spüren sie, daß sich hier eine andere Ebene öffnet, von der sie u. U. selber fasziniert werden. Das ist dann die optimale Ausgangsposition für den nächsten Schritt: daß die Therapeutin fragen kann, ob sie sich auf ein *Probe-KB*, den Blumen-Test beispielsweise, einlassen könnten.

4.3.3 Das Katathyme Bilderleben – Ein vielseitiges Instrument zur Behandlung der Magersucht

Im ersten Kapitel waren es diagnostische Einblicke, die das KB geben konnte, im letzten Kapitel sollen seine therapeutischen Möglichkeiten vorgestellt werden.

Leuner spricht vom «Probehandeln in der Phantasie», und wir meinen, daß das *Handeln*, aber auch die *sich entfaltende Phantasie* von großer Bedeutung sein können, gerade bei einer Klientel, die wissenschaftlich als «alexithym» bezeichnet wird (d. h. als eigentlich unfähig, Gefühle zu entwickeln und mitzuteilen).

Das KB ist – bei richtiger Handhabung – in vieler Hinsicht eine ausgesprochen kreative Methode, welche die defizitären Wahrnehmungen und Erlebnisse, von denen mehrfach die Rede war, korrigieren und «neu beleben» kann. Durch den KB-typischen, leicht regressiven Zustand werden tiefere Erlebnisschichten geöffnet, und die starren Abwehrmechanismen können bis zu einem gewissen Grad unterlaufen werden. Trotzdem, das ist ebenfalls wichtig, kann der/die Bildernde durch den ständigen Rapport mit dem Therapeuten in der Regel das Geschehen bis zu einem gewissen Grad steuern. Wenn das nicht mehr der Fall ist, das «Ich» u. U. von zu vielem und/oder zu tiefem Material überschwemmt wird, ist allerdings Vorsicht geboten. Man muß dann, wenn das «Mittelmaß» des Sich-Einlassens überschritten wird, die Methode modifizieren oder gar wechseln. Mitunter kann man zu einem späteren Zeitpunkt, wenn sich die Ich-Kräfte des Bildernden stabilisiert haben, das KB erneut einsetzen.

4.3.3.1 Kleine Fort-Schritte in der Grundstufe

Die Grundstufe, deren Motive (Wiese, Bach, Berg, Waldrand, Haus) bereits im ersten Kapitel teilweise vorgestellt wurden, hält die KB-

Therapeutin wegen der eben geschilderten eventuellen Möglichkeit eines zu tiefen Einbruchs (etwa bei Einsatz von archaischen Oberstufen-Motiven) und wegen ihres einfachen Charakters gerade für eine «ich-schwache» Klientel als besonders geeignet, zumal es sich meist um Jugendliche handelt oder Erwachsene, die emotional noch Jugendlichen gleichen.

Hinzu kommt, daß das in kleinen Schritten übende Vorgehen der Unterstufe gerade das ermöglicht, was die Kranken mit ihren dualistischen Polarisierungs- und Spaltungstendenzen immer vermeiden: das dialogische Erleben in der Mitte zwischen Gut und Böse.

Einige Beispiele mögen das verdeutlichen.

Eine 16jährige Patientin kann sich beim Bach-Motiv zunächst nicht vorstellen, wie sie auf die zukünftige rechte Seite mit ihrer bedrohlichen Weite kommen könnte (siehe auch Bärbels und Henriekjes Bach-Vorstellungen). Bei weiteren Bach-Imaginationen auf der linken Seite gelangt sie schrittweise in eine Waldlandschaft, bei der sie sich vor lauter Bäumen zeitweise ganz verloren vorkommt. Der Weg erscheint ihr endlos. Immer wieder wird sie von Ästen, Steinen behindert, manchmal scheint der Weg aufzuhören. Allmählich bricht auch die Dämmerung herein; sie fühlt sich völlig erschöpft, geängstigt, ratlos. Und doch ist «eine Stimme in mir, die sagt: Du mußt da durch». Tatsächlich entdeckt sie endlich in der Ferne einige Lichter. Beim Näherkommen erkennt sie die Umrisse ihres Elternhauses (das auch in Wirklichkeit am Waldrand liegt). Im Wohnzimmer brennt Licht. Sie weiß, daß «dort die Eltern sitzen und auf mich warten». Aber als sie in das Haus tritt, weiß sie auch, daß sie gerade das jetzt nicht möchte: in die Arme der wartenden Eltern eilen. Statt dessen geht sie still in ihr Zimmer in der oberen Etage und spürt eine tiefe Befriedigung darüber, daß dies *ihr* Zimmer ist, daß sie hier nicht gestört werden will – ein erstes Anklingen des eigenen Identitätsgefühls.

Danach war es ihr nicht nur möglich, den Gürtel weiterzuschnallen und wieder in Gesellschaft der Eltern zu essen. Sie spürte auch, wie sie in der Klasse freier wurde, sich wieder mehr zutraute.

Die nächsten Bach-Wanderungen begannen damit, daß sie auf die andere Seite gelangte und jetzt auch feststellte, daß es dort gar nicht «so furchtbar» war. Eigentlich unterschied sich die «neue» Seite gar nicht mehr von der alten – so meinte sie rückblickend nach einem längeren Erkundungsmarsch. Denn auf der rechten Seite standen jetzt auch Bäume, in deren Kronen Vögel zwitscherten. Ein zunächst noch kleiner, dann breiter werdender Weg mündete in der Ferne in ein gemütliches Dorf. Sie war neugierig, wen sie dort treffen könnte – etwas, was sie sich vor wenigen Stunden nicht hätte vorstellen können. Vor jeder fremden Menschenansammlung wäre sie da noch fluchtartig ausgewichen. Die nächste Bach-Durchquerung führte sie barfuß durch (nachdem sie das Mal davor noch Gummistiefel bevorzugt hatte). Sie fing jetzt kleine Frösche und Kaulquappen, etwas, was sie früher als eklig empfunden hätte.

Für solche Möglichkeiten, sich ganz konkret mit Ekel- und anderen Gefühlen auseinanderzusetzen, das Schaudern immer wieder zu probieren und zu überwinden, eignet sich das KB in seinen Konfrontationsmöglichkeiten vorzüglich. Natürlich muß der/die begleitende

Therapeut/in ein Gespür für die «Dosierung» haben; man kann durch freundliche Aufmunterung behilflich sein, das Erleben zu intensivieren, sollte aber nie zuviel auf einmal «fordern». Gerade bei Magersüchtigen mit ihrem Leistungsehrgeiz kann es dann auch zu einer Überforderung kommen, die sich beim nächsten Mal mit mehr oder minder spürbarem Widerstand zu dokumentieren pflegt. Andererseits sollte man aber versuchen, möglichst *alle Sinnesqualitäten* erspüren zu lassen. Wie geht es sich auf den Steinen, im Gras, im Bachbett, wie fühlt es sich an: das Wasser, der Baum, die Blumen. Wie riecht es im Wald usw. Es geht hier nicht nur um eine optische Bild-Wahrnehmung, sondern um ein ganzheitliches Befinden einschließlich der dazugehörigen Gefühle... Aus dem anfänglichen Ekel der Patientin gegenüber den Fröschen und Kaulquappen wurde so schließlich Spaß, ja Lust, die «glitschigen» Tiere im Wasser zu fangen – wobei man auch eine Sexual-Symbolik vermuten kann.

Aber die Grundstufen-Motive eignen sich nicht nur für Jugendliche. Die KB-Therapeutin erinnert sich an eine Akademikerin, Frau S., Ende 20, die seit Jahren (der genaue Zeitpunkt war nicht mehr zu eruieren) magersüchtig war. Sie war verheiratet, ein Kinderwunsch war bei ihrem Zustand (Amenorrhoe) nicht realisierbar. Das war im übrigen – so sagte sie gleich zu Beginn – ihr Hauptmotiv für eine Therapie. Nach 35 Stunden, davon etwa 20 KB-Sitzungen ausschließlich mit der Grundstufe, konnten wir die Patientin zufrieden entlassen. Die Periode war wiedergekommen, und Frau S. war schwanger geworden.

Trotz des chronischen Verlaufs und des relativ vorgeschrittenen Alters (was von manchen Therapeuten prognostisch eher als ungünstig angesehen wird) hatte Frau S. eine wesentliche Chance: sie war, nach anfänglichem Mißtrauen und Widerstand gegen eine Psychotherapie, später hochmotiviert.

Die klare Struktur der Grundstufen-Motive kam ihrer vorwiegend zwanghaften Struktur sehr entgegen. So überwand sie Schritt um Schritt ihre Ängste und Spaltungen (auch sie mußte über den Rubikon, den Bach, der zwei Welten getrennt hielt); und so richtete sie sich schließlich nach und nach *ihr* Haus im KB ein.

Frau S. inszenierte eine spontane Begegnung mit Menschen schon relativ früh beim Waldrand-Motiv. Sie sah ein junges Paar, das Hand in Hand im Wald einherging, und ihr Impuls (die «alten Regungen») war sofort: «Wegsehen, sich nicht um sie kümmern, die wollen ja auch nichts von mir wissen.» Auf eine Ermunterung der Therapeutin, sich die beiden doch erst einmal genauer anzusehen, reagierte Frau S. zwar, aber so verhalten, daß sie im nachträglich angefertigten Protokoll schrieb: «Mein Kontakt-Versuch (war es überhaupt einer?) zu den beiden jungen Leuten scheitert. Ich fühle mich einsam. Ich muß etwas unternehmen!» Der Impuls, nicht wieder so passiv zu sein und eine sich bietende Gelegenheit zur Überwindung von Problemen ungenutzt vorübergehen zu lassen, wurde von Frau S. im nächsten KB korrigiert.

Sie sah, als sich noch einmal das Thema «Wiese» einstellte, dort viele Schafe weiden. Es war ihr zunächst ganz recht, daß sie durch einen Zaun von den Tieren getrennt war. Doch dann versuchte sie, ein Schaf zu füttern (vorsichtige Anfrage der Therapeutin, ob das möglich wäre), indem sie dem Schaf über den Zaun hinweg ein Grasbüschel hinhielt. Anschließend konnte sie – immer noch im Sicherheitsabstand des Zaunes – den Kopf des Tieres streicheln. Die Zärtlichkeit, das weiche Fell, erlebte sie als so angenehm, daß sie sich entschloß, über den Zaun zu steigen und das ganze Tier zu streicheln. Nun kamen auch die anderen Schafe herbei, was sie im ersten Moment mit Unbehagen registrierte: «So dicht beisammen» – sie fühlte sich bedrängt. Sie konnte aber auch dies Zuviel an Nähe immer besser aushalten und genoß es zum Schluß sogar, mitten in der warmen Tierherde zu sein. Es wurde deutlich, daß sie hier entscheidende Schritte zur Überwindung des Ekels vor dem «Animalischen» (Geruch usw.) getan hatte und damit auch einen Schritt zu einer anderen Erlebnisfähigkeit von Sexualität. Die Periode stellte sich wieder ein.

4.3.3.2 (Zu?) große Sprünge durch «Symbol-Konfrontation»?

Die an sich wertvollen Möglichkeiten der Mittel- und Oberstufe, das KB-Spektrum mit besonders intensiven «Affekt-Konstellationen» (Leuner 1985) durch die Themen Sexualität und Aggressivität zu erweitern, sind bei unserer Klientel ja äußerst angstbesetzt. Das löst nicht selten massiven Widerstand aus oder tiefes archaisches Material, mit dem sich die Patienten nicht in adäquater Weise auseinandersetzen können. Da wir im übrigen – je länger wir uns mit Magersüchtigen beschäftigen, desto mehr – auf *kleine*, aber tragfähige Fortschritte achten (das fehlende Mittelmaß!) kommen die Motive der Mittel- und Oberstufe nur in Ausnahmefällen zum Einsatz.

Sie können dann, worauf auch Leuner hinweist, allerdings wichtige Einsichten bringen. Ein Beispiel aus unserer Anfangszeit:

Eine 17jährige Patientin bildert das Thema «Moor». Sie imaginiert sich spontan in einem «Tümpel, der furchtbar dreckig und verschlammt» ist. Beim Kopfneigen spiegelt sie sich und kommentiert: «Die Haare hängen verschmiert runter. Das Gesicht ist auch verschmiert. Ich sehe aus wie eine kleine Hexe. Der Dreck ekelt mich, ich möchte am liebsten weglaufen.» Sie wurde jedoch von der Therapeutin angehalten, ihr Spiegelbild «wahr»zunehmen und konnte diese Ent-Idealisierung auch mit einiger Mühe annehmen. Parallel dazu verlief zum erstenmal eine deutliche Angstbewältigung der Eß-Problematik.

Ein anderes Beispiel jedoch – ebenfalls aus der früheren Zeit – die Vorgabe des Motivs «Vulkan», kann sowohl zur Demonstration des

Widerstandes wie auch von archaischen Vorstellungen, denen die Patientin ratlos und irritiert ausgesetzt war, dienen.

Die 18jährige Ruth sieht anstelle eines Vulkans zunächst «nur ganz normale Hügel». Als sie einen davon besteigt, entdeckt sie, daß der Nachbarberg «nur ein schwarzes Dreieck ist, wie aus Pappe, hat vielleicht ein bißchen so eine Form wie ein Vulkan, ist aber ganz kalt, kein Feuer drin». Sie friert jetzt und versucht, sich auf ihrem Berg ein kleines Feuer anzumachen. Aber das Feuer ist so schwach, es kann ihre klammen Hände nicht wärmen. Da entdeckt sie weiter weg, «auf noch einem anderen Berg ein richtig großes Lagerfeuer mit Leuten, die da drumrum sitzen». Sie ist sehr zwiespältig, wagt sich dann aber doch heran, und es gelingt ihr, «irgendwie in den Kreis von den Leuten hereinzukommen». Da entdeckt sie, «daß die gar keine Arme und Beine haben. Wir können uns nicht näher kommen, uns auch nicht anfassen.» Alle (auch sie) sitzen stumm und völlig ohne Berührungsmöglichkeiten um das große Feuer, das sie jetzt eher bedrohlich erlebt, «weil ja keiner damit umgehen kann». Es gelingt ihr nicht, die unheimliche Situation zu verändern.

Im nachhinein erkennt sie, wie ihre große Sehnsucht nach Nähe und Wärme sie in eine Situation gelockt hat, der sie noch gar nicht gewachsen ist. Sie erkennt resigniert, daß es dann doch besser sei, sich selber ein kleines Feuer zu machen, auch wenn es nicht wärmen kann (ein Sinnbild der unzureichenden Kalorienzufuhr). So ist sie immerhin autark und vermeidet Enttäuschungen – sie wird also in ihrer bisherigen Strategie eher bestätigt. Der Sprung zum anderen Berg war – noch – zu groß. Wir erinnern dagegen an das Beispiel von Frau S., die sich vorsichtig und wohldosiert Wärme und Nähe bei den Schafen holte.

Unsere Zurückhaltung gegenüber zu großen Sprüngen bedeutet jedoch nicht, daß Enttäuschungen oder andere negative Erfahrungen um jeden Preis vermieden werden sollen. Wir denken z. B., daß das Frieren von Henriekje auf dem einsamen Berggipfel ihr eine entscheidende Desillusionierung von dem scheinbar nur großartigen Gipfelpanorama ermöglichte. Dabei war es wichtig, daß sie ohne Interpretation die Kühle und Einsamkeit *selber spürte*. Auch Monikas «Sog» zurück ins Elternhaus war eine entscheidende konfrontierende Erlebnisqualität. Damit konnten beide jedoch umgehen: Monika verließ – nun gerade – die häusliche Enge, und Henriekje stieg (in späteren Sitzungen) von ihrem Berg herunter. Es kommt immer auf die Möglichkeit an, mit Symbol-Konfrontationen umzugehen und damit dann auch eine Art des *Nachholens* der seinerzeit nicht geglückten *Separations-Phase*: die *schrittweise* erlaubte (!) *Entfernung von der Therapeuten-Mutter*. Diese Schritte sind im allgemeinen leichter mit den Motiven der Grundstufe als denen der Mittel- oder gar Oberstufe zu vollziehen. Wir versuchten es durch Beispiele zu verdeutlichen.

4.3.3.3 *Freies Assoziieren – Beginnender «Eigen-Sinn»*

Im Gegensatz zur Mittelstufen-Technik mit der Symbol-Konfrontation ist bei einer anderen Mittelstufen-Technik, der des «freien Assoziierens», weder eine Motivvorgabe angezeigt, noch pflegt der Therapeut (in der Regel) sich durch Fragen oder Anregungen einzubringen. Der/die Bildernde muß folglich zu eigenen spontanen Bildabläufen fähig sein. Diese Technik hat einmal den Vorzug, daß sich das spontan gerade andrängende Material inszeniert und daß nicht durch andere, vom Therapeuten induzierte Motivvorgaben Konflikt-Konstellationen wieder «verdrängt» werden können. (Meistens bahnt sich das anstehende Konflikt-Material allerdings auch in einem nicht unbedingt «passenden» Motiv seinen eigenen symbolischen Weg.) Ein weiterer Aspekt des freien Assoziierens, der bei Magersüchtigen besonders wichtig ist, liegt im Aufforderungscharakter der Eigeninitiative und selbständigen Gestaltung des KBs – eine Möglichkeit, aus Abhängigkeitsbedürfnissen zu gelangen. Die Übertragungsebene ändert sich damit entsprechend: Es ist nicht mehr die anaklitische, Schutz und Halt gewährende «Mutter-Kind»-Situation (die zur Einleitung des KBs erforderlich ist). Statt dessen kommt es zu einer freieren, unabhängigeren Beziehung. Die Patienten übernehmen im KB eigene Verantwortung auch in schwierigen Situationen, bei denen der Therapeut bislang durch evtl. Hilfsangebote Auseinandersetzungsmöglichkeiten zu mobilisieren versuchte.

Da Eigenständigkeit und Selbstverantwortung ja unser erklärtes Therapie-Ziel sind, ist dieser Wechsel im Beziehungsstil ein entscheidender Faktor der therapeutischen Weg-Begleitung, welcher zeitlich sorgfältig geplant werden muß. Erfolgt das «Loslassen» zu früh, muß man mit reaktiven «Klammer-Tendenzen» rechnen, wobei sich immer die Frage ergibt, ob man beharrlich den neuen Kurs weiterverfolgt (ohne sich auf einen regressiven Machtkampf einzulassen) oder ob man spürt, daß der Einschnitt doch zu früh war und somit möglichst flexibel nochmals eine anaklitische Situation einräumt. Umgekehrt kann man bei einer zu langen «Bemutterung» bereits mögliche Verselbständigungen unnötig zurückhalten. Es ist also ein Balance-Akt, der jedoch nicht selten auch an indirekten Ablösungs-Signalen der Patienten erkannt werden kann.

Ein länger zurückliegendes Beispiel fällt der KB-Therapeutin in diesem Zusammenhang ein: Die Ablösung von der Mutter war für eine 17jährige damals ein intensives Thema, auch in der Übertragungs-Ebene zur «Therapeuten-Mutter». Letztere spürte deutlich die anorektische Doppel-Botschaft: Hilf mir doch – aber laß mich in Ruhe. Es kam dann zu einer Kompromißlösung, die folgenden Verlauf nahm: Man hatte sich, ganz zwanglos, über Bäume unterhalten. Die Therapeutin meint, sich zu erinnern, daß sie irgendwann eingeworfen hatte, daß dieses auch ein schönes KB-Motiv sein könne. Die Patientin imaginierte eine Weile später, ebenfalls ganz «zwanglos» und «spontan», einen sehr seltsamen Baum. Er sah eigentlich wie eine Hand aus. Seine fünf Äste waren krallenartig gekrümmt. An deren Spitzen saßen – wie dicke Fingernägel – ganz harte Kuppen. Unten war das Hand-Baum-Gebilde, dessen Inneres von einem in sich geschlossenen Kreislauf-System ausgefüllt war, durch eine dicke Kruste völlig abgeschlossen. Es war kalt, neblig, irgendwo hing ein trüber Mond, den die Patientin durch den Nebel mehr ahnen als sehen konnte. Sie fror, und es war für die Therapeutin deutlich spürbar, daß jetzt der erste Teil der Doppel-Botschaft (hilf mir) gelten könnte. Der zweite Teil der Doppel-Botschaft ließ die Therapeutin aber erst einmal abwarten. Außer der Frage, was denn wohl mit den Wurzeln des Baumes sei, gab sie keine Interventionen mehr. Danach entwickelte sich in einer freien Assoziationskette eine langsame Verwandlung des Hand-Baumes. Er bekam kleine Wurzeln, welche Nahrung aus der Erde sogen (!) Immer mehr entfalteten und vermehrten sich die Wurzeln. Dann begann auch der Baum zu wachsen; es sprossen Seitenäste, Knospen und schließlich Blätter. Zum Schluß hatte er eine volle grüne Krone, und ganz zum Schluß befand sich dort noch ein Vogelnest. Statt des kalten Mondes beschien nun die Sonne den frisch entstandenen Baum.

Im Nachgespräch erkannte die Patientin in dem krallenartigen «Baum» die hart zugreifende Hand der Mutter, der sie sich nur schwer entziehen konnte. Dann vermutete sie auch eigene Anteile, ihre Verschlossenheit gegenüber der Außenwelt, und sie spürte, daß *nur sie selbst* diesen Zustand beenden könnte. Ohne Nahrung würde sie sich nicht entwickeln können, keine Wärme spüren. In der Doppel-Bedeutung des Nestes verstand sie auch die eigene Doppel-Rolle, einerseits mit der im KB entdeckten Stärke des Baumes, ihre verletzlichen Anteile selber beschützen zu können und müssen, andererseits noch der kleine Vogel zu sein, der jetzt aber fliegen lernen wollte. Die Therapeuten-Mutter als «Übergangsobjekt» mit ihrer sowohl beschützenden als auch freigebenden Funktion spielte hier sicher eine wichtige Auslöser-Rolle. Später bilderte die Patientin dann fast nur noch frei assoziierend. Ihr «Eigen-Sinn» (wie Corinna es genannt hatte) gewann zunehmend an Konturen.

4.3.3.4 Zurück zum Ur-Vertrauen – Die «anaklitische Situation»

Die «anaklitische Situation» (Spitz, 1956), bei der es unter dem Schutz des Therapeuten zu einem besonders tiefen Sich-Einlassen mit frühen «Hingabe»-Tendenzen (Ur-Vertrauen) kommen kann, ist mitunter eine unentbehrliche Möglichkeit, um eine festgefahrene Situation zu überwinden. Die Kranken können aus einer solchen symbioseähnlichen Befriedigung neue Kräfte der Bewältigung schöpfen, wie es bei der seinerzeit 23jährigen Elisabeth der Fall war.

Sie war seit Jahren hospitalisiert, zuletzt ein Jahr in einer Universitätsklinik. Von dort war sie mit infauster Prognose beurlaubt worden und kam auf Umwegen zu uns. Die depressive Patientin beschrieb mit kaum hörbarer Stimme ihre KB-Wiese als ein «unzugänglich-nasses Lehmfeld, vereinzelt mit kleinen, kreisförmig angeordneten Schneeglöckchen». Die Kreise waren, wie sie später assoziierte, Sinnbild der Eingeschlossenheit, des Nichtmehr-Herauskönnens aus einer hoffnungslosen Situation. Sie erinnerte sich, daß sie zur Beerdigung der Mutter (im Alter von sechs Jahren) Schneeglöckchen gepflückt hätte und signalisierte in der Übertragung, daß auch die Therapeutin für sie gestorben sei. Mit «lebloser» Stimme beschrieb sie in weiteren KB-Sitzungen immer dieselbe Landschaft. Wie eine hakende Grammophonnadel kam sie nicht über diese Stelle hinweg. Die Therapeutin schlug daher vor, einen wärmenden Innenraum zu imaginieren, nachdem sie die Patientin zuvor mit einer leichten Decke zugedeckt hatte.* Nach langer Pause erlebte Elisabeth sich in einem Zimmer, in der Nähe eines «leise prasselnden Kamins, zusammengekuschelt, wie als ganz kleines Kind». Lange lag sie so und kostete die Situation schweigend aus, während die Therapeutin ruhig neben ihr saß und am Gesichtsausdruck der Patientin spürte, wie diese sich zunehmend entspannte. Als sie mit einem Seufzer anzeigte, daß sie sich aus «der Versenkung» wieder gelöst hatte, konnte sie im KB aufstehen, im Zimmer umhergehen und an das Fenster treten. Die tote Landschaft draußen hatte sich verändert.

Elisabeth konnte jetzt eine Frühlingswiese vor dem Haus sehen, anschließend im KB das Haus verlassen und zum ersten Mal ein «richtiges» Wiesen-KB erleben. Diese Öffnung nach draußen korrespondierte mit einem zunächst noch zögernden progressiven Prozeß, der Öffnung auch in anderen Bereichen. U. E. wäre ohne den geschilderten «Rückschritt» mit Anknüpfung an ein früheres Erleben von Geborgenheit ein Fortschritt bei dieser Kranken kaum möglich gewesen (Gewichtszunahme von 36,2 kg bei 171 cm Länge um 8 kg in vier Monaten, Beginn eines Studiums). Daß sie dennoch weiter dazu neigte, auf eingefahrene Symptome zurückzugreifen, lag wohl auch daran, daß wir zum einen keine Familien-Therapie durchführen konnten, zum anderen, daß die Zeit für eine tiefergehende Trauerarbeit zu kurz gewesen war. Einige Jahre später hat sie noch einmal ein schweres Rezidiv bekommen, das erneut eine Klinik-Einweisung notwendig machte.

Wir halten den Fall für erwähnenswert, damit nicht der Eindruck entsteht, das KB sei eine magische Wunderwaffe. Es ist ein psychotherapeutisches Instrument, das wie alle anderen Methoden unterschiedlichen *Grenzen* unterworfen ist. In diesem Fall war die Kurztherapie zu kurz und daher nur eine Notbrücke zum anderen Ufer. Ihre Pfeiler waren neuen Belastungen (berufliche und Partnerkrisen) noch nicht gewachsen. Aber das KB-Vorgehen konnte zum damaligen Zeitpunkt – in der intensiven Zusammenarbeit mit dem Internisten – wohl als eine, vielleicht lebensrettende, *Krisenintervention* angesehen werden.

4.3.3.5 KB und Körpererleben

Wir haben mehrfach betont, daß wir großen Wert auf die Belebung und Integration des abgespaltenen Körperanteiles legen. Das kann

---

* Eine sonst im KB nicht übliche mütterliche Geste.

sich auf das Wahrnehmen der verleugneten Empfindungen von Hunger und Frieren beziehen (dieses elende hungrige Wesen *bin* ich). Das gilt aber auch für positive Körpererlebnisse, die ohne die Angst, gleich unersättlich zu werden, lustvoll zugelassen werden sollten. Alle Bewegungsabläufe im KB, das Fuß-Fassen, An-Fassen, Hand-Haben, Um-Armen, sollen so intensiv wie möglich erlebt werden. Aber auch alle anderen Sinnesqualitäten, wie z. B. der Geruchssinn. Schließlich kann auch das eher archaische Erleben eines »Soges« ins Elternhaus, wie es Monika schilderte, von Bedeutung sein. Diese wenigen Beispiele mögen genügen, um zu zeigen, welche vielfältigen Möglichkeiten es gibt, um die Alexithymie, das »emotionale Analphabetentum« der Magersüchtigen zu überwinden.

Die Patientin, die sich im Moortümpel spiegelte, konnte auch deutlich machen, daß die verzerrten Körper-Selbst-Wahrnehmungen in einem imaginierten Spiegel zu korrigieren sind. Sie berichtete im Anschluß an das Moor-KB, daß sie sich daheim öfter im Spiegel ansehe und dann folgendes feststelle: «Wenn ich meine Beine von oben begucke, denke ich, was hast du für dicke Waden. Aber im Spiegel sehe ich, es sind doch nur Stöcker. So ist es mit dem Bauch auch. Mit dem Gesicht ist es aber umgekehrt. Im Spiegel finde ich es dick, wenn ich es anfühle, erscheint es mir mager.»

Wir haben seither als eine weitere Möglichkeit der Korrektur, wenn es uns angebracht erschien, das *«Spiegel»-Motiv* auch bei anderen eingesetzt. Gleichzeitig mit der Selbstbespiegelung sollten sie mit den Händen ihre Körperformen umgreifen und sich mit dabei auftretenden Diskrepanzen auseinandersetzen. (Wer hat recht/unrecht: der Spiegel oder die tastenden Hände? Meist ersterer als Repräsentant der unbewußt verzerrten «Optik».)

Leuner (1985) hat – im Rahmen der Mittelstufe ein weiteres Motiv eingeführt: die *Körperinspektion* des Inneren, auch der *«Gang nach Innen»* genannt. Das kann – «oberflächlich» geschehen, indem man sich das Körperäußere aus durchscheinendem Material vorstellt und so das Innere beobachtet. Wesentlich intensiver ist aber ein wirklicher Gang in den Körper, indem sich der Bildernde als kleiner Däumling (Gulliver) durch eine Köperöffnung ins Innere begibt und dieses nun durchwandernd *erlebt*.

Die KB-Therapeutin hat unterschiedliche Erfahrungen mit dieser Vorgabe gemacht. Eine Patientin konnte ihre Erlebnisse in eine sehr klare Symbolik einkleiden: Die Darmzotten etwa, die «gierig den Speisebrei aufsaugten», erinnerten sie an die vereinnahmende Mutter, «wie sie mich immer ausfragt und alles von mir wissen will». Oder sie erlebte am Magenausgang, ganz realistisch, einen harten Ring, der nichts von der Nahrung weiterlassen wollte, statt dessen den Drang, alle Nahrung wieder nach oben hinauszubefördern (es war eine Bulimikerin). Sie erkannte später in den «gierigen» Darmzotten auch die eigene Gier und in dem «harten Ring» ihren Trotz, was eine andere Ein-Sicht in die häuslichen Machtkämpfe brachte.

Henriette bevorzugte es, durch den Mund in ihr Körperinneres einzusteigen, und sie führte wörtlich aus: «Ich bin ganz klein, stehe bei mir selbst im Mund, alles ist rot. Ich glaube, ich stehe auf der Zunge wie auf einem Berg.» Die Therapeutin erkundigt sich, wie es ihr dort gehe. Henriette antwortet: «Das kann *man* nicht merken. Ich glaube, es ist nicht wackelig. Ich sehe an den Seiten von der Zunge so etwas wie einen schwarzen Graben und eine große rote Höhle rundum. Es ist warm. Der Graben ist wie zwei Risse, über die *man* nicht drüber kommen kann. Die trennen das voneinander: das Rote und das Schwarze.» Auf die Frage, ob sie irgendwie weiterkommen könne, führt sie aus: «Ich krabbel' da, bin so wackelig. Ich krabbel' zum Rachen. Es ist schwarz, ich muß aufpassen, daß ich nicht runterfalle. Ich fühle gar nichts. Doch, jetzt, glitschig. Unheimlich ist das, aber am Rand nicht so gefährlich. In der Mitte ist alles schwarz. Ich setz mich dahin, lasse los und rutsche. *Man* sieht nichts mehr. Es ist beklemmend. Es ist ganz dunkel. Jetzt sehe ich rotes Licht. Ich glaube, das ist der Ausgang. Ich muß mich schnell festhalten, weil es so aussieht, als ob da unten nur Flüssigkeit ist – ganz heiß, dampft. – Jetzt fall ich rein – es ist nicht so schlimm, so wie in der Badewanne, warm, nur alles ist rot.» Auf eine Nachfrage der Therapeutin antwortet Henriette: «Mehr wie von Feuer, das durchscheint. Mir wird unheimlich, weil ich denke, daß da überall Wasser ist.» Die Therapeutin: «Kannst Du irgendwo stehen, Dich festhalten?» «Neben den Eingang von der Speiseröhre könnte *man* vielleicht hin. Eine kleine rote Fläche, auch glitschig. Ich versuche dahin zu schwimmen, mich hochzuziehen, es ist schwer. Ich möchte eigentlich mal woanders hin, mir ist langweilig.» So geht es noch eine Weile weiter, bis Henriette zum Zwerchfell kommt. Hier «ist es schön, eine große, weiche, graue Fläche, da leg ich mich hin.» Sie spürt den Atemstrom, empfindet es als angenehm ruhig, hat ein Gefühl, als wenn sie dort einschlafen könnte.

Es wird deutlich, daß Henriette eine sehr diffuse, archaische Welt imaginiert. Ihr Verhalten ist widersprüchlich. Teilweise wirkt sie beunruhigt, sogar bedroht, dann wieder erscheint sie eigentümlich distanziert, gebraucht das Wort «man» anstatt «ich» und wirkt z. T. erstaunlich affektarm. Erst als sie sich in ihrem eigenen Atemrhythmus ausruhen kann, gelangt sie in einen – anaklitischen – Zustand von Ruhe und Geborgenheit, den sie deutlich genießen kann.

Bei einer so «invasiven» Methode muß ihr möglicher Nutzen von Fall zu Fall besonders kritisch abgewogen werden, d. h. er gehört nicht, wie die Grundstufen-Motive, zum «Pflichtprogramm». Um Mißverständnissen vorzubeugen, es wird hier nur Bezug genommen auf die *Einbeziehung des Körpererlebens im KB*. Unabhängig von diesem speziellen Zugang gibt es eine Reihe von *direkten körperbezogenen Therapieformen*, welche ein wichtiger Zugang sein können, aber nicht in unser «eigentliches» Programm gehören. Auch die Konfrontation mit Gleichaltrigen und Körpererleben kann eine weitere Eigenständigkeit nach sich ziehen.

4.3.3.6 Übertragungs-Phänomene im KB

Das in der Psychoanalyse so wichtige Instrumentarium der Übertragungsbearbeitung rückt beim KB vergleichsweise in den Hintergrund (vor allem, was die Deutungen betrifft). Es wird allerdings großer Wert auf die *Wahrnehmung von Übertragungen* gelegt. Oft erkennen die Patienten in der unmittelbaren dialogischen Situation durch den «sich selbst interpretierenden Charakter» (Leuner) des KB solche Phänomene auch von sich aus. Es ist dann wichtig, solche Hinweise aufzunehmen. Man kann aber – wenn man es für angebracht hält – auch durch Rückfragen eine Deutung anregen. Zwei Beispiele:

Im ersten Fall kam eine 15jährige, nachdem sie zuvor beim Internisten eine Infusion «erlitten» hatte, noch ziemlich aufgebracht zur Psychotherapeutin. Nachdem sie sich verbal abreagiert hatte, war sie zu einem KB bereit und bilderte eine Wiese. Sie sah dort eine weiße sanfte Stute, welche sie freundlich zum Reiten einlud sowie einen bösen schnaubenden Hengst, vor dem sie sich erst einmal in Sicherheit zu bringen suchte. Unmittelbar nach dem KB meinte sie unverhüllt: «Die Stute, das waren Sie (zur Psychotherapeutin), der Hengst war Ihr Mann.» Hier konnte durch die eigene Interpretation der Patientin das Konfliktfeld anschließend bearbeitet und ihre Gut/Böse-Projektionen aufgefangen werden.

Anders bei der 17jährigen Susanne, die sich im KB, nachdem sie eine Weile auf einem fliegenden Teppich über eine Wiese geschwebt war (um «die Wiese nicht zu zerstören»)*, auf einer Mohnblüte niederließ. Susanne betonte: «Als eine Biene ohne Stachel!» Hier wurden ihre *Übertragungsängste*, daß ihre *Aggressivität die Therapeuten-Mutter verletzen könnte*, deutlich, *zugleich* auch der *Selbstbestrafungsanteil*, denn eine Biene muß ja sterben, wenn sie gestochen hat! Die Therapeutin äußerte im Nachgespräch vorsichtig fragend, ob Susanne vielleicht fürchtete, von ihr «im Stich gelassen zu werden», um in dem metaphorischen Bild zu bleiben. Diesen Deutungsversuch konnte sie annehmen und zum erstenmal von ihrer zwiespältigen Beziehung zur Mutter sprechen, ihrer ständigen Angst, von der Mutter «im Stich gelassen zu werden», wenn sie diese auf irgendeine

* Die verborgene Aggression, die in ihr Gegenteil «verkehrt» wird: das Schweben über der zarten Wiese.

Weise gekränkt hatte. – In diesem Fall schien es der Therapeutin angezeigt, die fragende Deutung zu geben, was in der Folgezeit eine sehr viel offenere Beziehung nach sich zog.

Viele Übertragungszeichen sind so diskret und verschlüsselt, daß man sie leicht übersehen – oder besser: überhören – kann, denn das Medium der Verständigung im KB geht über das Ohr, obwohl es sich um Bilder handelt! – Elisabeth hatte z. B. in dem leise prasselnden, wärmenden Kamin, der in ihrem Bild genau an der Stelle stand, wo die Therapeutin neben ihr saß, symbolisch eine Übertragung ausgedrückt. Sie «deutete» das selber mit einer vorsichtigen Frage an. Da diese Interpretation von der Patientin selbst gegeben wurde, war es kein Problem für die Psychotherapeutin, darauf einzugehen. Andernfalls hätte sie sich in einer solch sensiblen Situation eher zurückgehalten. Aufdringliche, zu direktive Deutungen können die Gefahr eines Rückzuges in sich bergen – mehr denn je kommt es hier auf den richtigen Zeitpunkt in der richtigen Situation an.

4.4 Behandlungsunterschiede bei Anorexie und Bulimie

Unserem Konzept entsprechend, daß beide Erscheinungsformen auf dieselbe Grundstörung zurückzuführen sind, machen wir keine grundsätzlichen Unterschiede. Wir repräsentieren hier wie dort das Therapeuten-Paar, das die leiblichen wie die geistigen Funktionen in ihrer Zusammengehörigkeit ernst nimmt und den Spaltungstendenzen entgegenwirkt.

Von wenigen Ausnahmen abgesehen, treten wir also sowohl bei bulimischen wie anorektischen Verlaufsformen zu zweit auf den Plan. Die Strategie der Familienintervention ist ebenfalls die gleiche – es geht im einen wie im anderen Fall um Verselbständigung und Eigenverantwortung, um die Entzerrung der Situation des «malignen Clinchs».

Das Autogene Training wie auch das KB werden in ihren jeweiligen Indikationsbreiten so eingesetzt, wie wir es wiederholt geschildert haben. Es geht ja in beiden Extrem-Positionen gleichermaßen um das Finden des Mittelmaßes, um die Relativierung der Maßlosigkeit im Zuviel wie im Zuwenig.

Es geht um das Erspüren der inneren Mitte, die von beiden Polen etwas zulassen kann und nicht von den Größen-Phantasien der totalen spirituellen Unabhängigkeit oder der totalen leiblichen Abhängigkeit gespalten wird.

Eine *Modifikation* dieser *gemeinsamen Basis-Strategie* ist nur bei einigen speziellen Maßnahmen notwendig, vor allem beim *internistischen Part*. Während bei Anorektikern der schwere Gewichtsverlust zum Fokus der somatischen Interventionen wird, pflegt bei Bulimikern das Gewicht eher eine untergeordnete Rolle zu spielen. Hier richtet sich die internistische Aufmerksamkeit mehr auf Gleichgewichtsverschiebungen im Elektrolyt-(Mineral-)Haushalt, der kontrolliert und gegebenenfalls behandelt werden muß. Dazu gehört auch die Überwachung möglicher Sekundärschädigungen der Zähne, der Schleimhaut von Mundhöhle und Speiseröhre (Reizungen durch den säurehaltigen Speisebrei beim Erbrechen) oder evtl. auftretende Schädigungen (Blutungen) durch übermäßigen Abführmittelgebrauch. Mitunter geben wir im Sinne einer verhaltenstherapeutischen Maßnahme bei Bulimikerinnen Bögen aus zur Selbstkontrolle, die sie regelmäßig ausfüllen sollen. Aber hier fehlt uns wohl die konsequente Stringenz, so daß wir mit dieser Strategie im allgemeinen wenig Überzeugendes erleben. – Bei Bulimikerinnen haben wir *u. U.* auch *Partnerbehandlungen* (anstelle der Herkunftsfamilie) durchgeführt, um die eng korrelierte Eß- und Beziehungsproblematik zu entflechten. Leider wird dieses Angebot von den Betroffenen häufig abgelehnt. «Lieber» leiden sie weiter! (s. S. 121, das Schlechte ist immer noch das Bessere...)

In einigen eindrucksvollen Fällen hat sich unser «therapeutischer Rückzug» als ein rasches Veränderungs-Potential, auch bei Bulimie, erwiesen. Im übrigen versuchen wir jedoch, das «Mittelmaß» dadurch glaubwürdig zu vertreten, daß wir *nicht* auf *dramatische* Wiederherstellungen setzen, sondern beharrliches Aushalten und Akzeptieren der kleinen Schritte und Unvollkommenheiten zur therapeutischen Zielsetzung erheben. Dazu kann unser Setting als Modell für eine offene Triade, welche ein Aufgeben der sich gegenseitig auf- oder abwertenden Dyaden impliziert, ebenfalls einen «Beitrag im Mittelfeld» leisten.

Die Frage, die an dieser Stelle gestellt werden muß, *warum* bekommen die einen eine *Bulimie* und die anderen nicht, können wir *nicht eindeutig* beantworten. Manchmal geschieht es gerade da, wo man es am wenigsten erwartet hat, oder umgekehrt. Unser allgemeiner Eindruck ist der: Je mehr Fähigkeit zur Mittelmaß-Toleranz vorhanden ist, desto weniger kommt es zum «Fressen». Eine zuverlässige Voraussage können wir – wie gesagt – nicht abgeben, nur Vermutungen anstellen, die auch das Nichtvermutete einschließen müssen.

4.5 Grenzen – Therapiebeendigungen

Wir haben bereits von einer unüberschreitbaren Grenze unseres Tuns berichtet, einem Therapieende, das wir nur einmal erlebt haben: von Angelikas Tod auf der Intensiv-Station, nachdem wir ihr ambulant nicht helfen konnten.

Andere Grenzen, die zu Therapiebeendigungen führten, möchten wir im folgenden exemplarisch auflisten.

1. Therapiebeendigung im gegenseitigen Einverständnis
2. von uns induziertes Therapieende als sog. therapeutischer Rückzug – eigentlich als Anstoß für einen Fortschritt gedacht
3. vorzeitige Beendigung der Therapie von seiten des Patienten und/oder seiner Familie – sog. Therapieabbruch
4. Überweisungen im beiderseitigen Einverständnis, wenn wir an unüberschreitbare Grenzen bei uns oder dem System stoßen.

Zu Punkt (1)
Das, was gemeinhin als eine geglückte Therapie bezeichnet wird, die man – beiderseits mehr oder minder glücklich – abschließen kann, ist das weitaus häufigste Ende, etwa zwei Drittel unserer Fälle. Wir möchten aber betonen, daß weder wir noch die Patienten, mit denen wir offen darüber sprechen, sich in euphemistischem Wohlgefallen wiegen, nach dem Motto: Ende gut, alles gut.

Mit Theander (1970) sind wir der Meinung: «Je genauer die Nachuntersuchung, desto seltener die Heilung.» Da der Begriff der Heilung unterschiedlich interpretiert wird, werden katamnestische Erhebungen auch immer zu unterschiedlichen Ergebnissen kommen. Wir meinen, daß man von einer wirklichen Heilung eigentlich erst dann sprechen kann, wenn reife Partnerbeziehungen möglich sind und die pathologischen Interaktionsmuster in der Nachfolge-Generation nicht mehr tradiert werden. Ob sich das erreichen ließ, wagen wir nur in wenigen Fällen zu behaupten, zumal eine definitive Beurteilung erst viel später möglich wäre.

Wir sind uns dessen bewußt, daß der *größte Teil* der mit einer *Kurzzeit-Therapie* behandelten Kranken – äußerlich betrachtet – einen eigenen Weg gefunden hat bzw. (je nach Alter) dabei ist, ihn zu finden. Bildlich gesprochen, wurde das andere Ufer (der Verselbständigung) erreicht, aber die darunterliegenden *Abgründe* sind – wenn sie nicht in einer sehr tiefreichenden längerfristigen Therapie bearbeitet werden konnten – *nicht erreicht* worden und beinhalten damit weiterhin die *Möglichkeit zu späteren Krisen.*

In letzter Zeit haben wir deshalb öfter eine *Intervall-Therapie* vorgeschlagen. Das ist vor allem bei jüngeren Patienten angezeigt, die noch nicht in die Erprobungsphase ihrer Beziehungsfähigkeit (Partnerbindungen) eingetreten sind. Wir beenden hier gezielt die Behandlung an einem bestimmten Punkt (befriedigendes Eß-Verhalten und Gewicht, Wiedereintreten der Periode und einigermaßen befriedigende Sozialbezüge, Freunde, Schule, Lehrstellen usw.). Wir schlagen aber vor, daß sie dann *von sich aus* bei neuen Schwierigkeiten noch einmal zu einer Nachbehandlung kommen mögen. Das hat den großen Vorteil, daß sie *selber* motiviert sind und man in der Regel vieles aufarbeiten kann, was seinerzeit nur mehr oder minder oberflächlich angegangen werden konnte. (S. auch Carlas Brief, S. 117.) *Monika* wäre hierfür ein Beispiel. Sie hat sich inzwischen ein *eigenes KB-Haus* eingerichtet und befriedigende Partnerbeziehungen angeknüpft, nachdem sie kurz vor dem Abschluß ihres zweiten Therapieabschnittes steht.

Zu Punkt (2)
Wir haben die progressive Wirkung dieses Schrittes erst vor wenigen Wochen wieder erfahren, nachdem wir ein Jahr zuvor unseren «therapeutischen Rückzug» angesichts einer besonders «verclinchten» Mutter-Tochter-Beziehung entgegengesetzt hatten. Danach hatte die Tochter sich einer Theatergruppe angeschlossen und eine ungeahnte «Emanzipations-Phase» erlebt. In den Ferien hatte sie mit einer Freundin in einem weitentfernten Urlaubsort ihre Selbständigkeit noch mehr ausgebaut – Unternehmungen, die vorher undenkbar gewesen wären.

Zu Punkt (3)
Zum vorzeitigen Behandlungsabbruch von seiten der Patienten und/oder der Familien wäre zu sagen, daß wir solche Ereignisse nicht nur negativ bewerten. Mit Buddeberg (1987) sind wir der Meinung, daß dies auch ein Zeichen dafür sein kann, «daß der Patient mehr Eigenverantwortung für seine Krankheit übernehmen möchte». Mitunter spüren wir Tendenzen zu solch einer «erfolgreichen Variante einer Kurz-Psychotherapie» (Buddeberg) schon beim Abschied. Das trifft sich dann u. U. mit derselben Tendenz bei uns, einen Alleingang als einen wichtigen therapeutischen Schritt anzusehen. Aber natürlich kann der Abbruch auch aus Enttäuschung über uns und aus Resignation geschehen. – Die Zahl der Abbrecher ist bei Magersüchtigen im übrigen signifikant hoch. Sperling (1965) hat einmal zusammengestellt, daß von 70 poliklinisch vorgestellten Patienten 45 % gar nicht erst in die Klinik gekommen seien. Von den stationär Aufgenommenen konnte nur etwa die Hälfte einer psychotherapeutischen Behandlung zugeführt werden und mindestens ein Drittel habe diese im Verlauf wieder abgebrochen.

Der Brief einer ehemaligen «Abbrecherin» mag die widersprüchlichen Tendenzen verdeutlichen: Carla, die ihr normales Gewicht (fast) wieder erreicht hatte und deren Periode auch wiedergekommen war, initiierte seinerzeit einen von uns eigentlich noch nicht geplanten Abbruch und schrieb uns später folgendes: «Ich halte es für wichtig, zu erwähnen, daß die Therapie damals für mich persönlich nicht von großer Bedeutung bzw. Nutzen war, weil erstens die Initiative von meinen Eltern und nicht von mir ausging. Zweitens konnte (bzw. wollte, d. Verf.) ich das KB nicht in mein Leben und meine damaligen Problembereiche einbeziehen. Für mich war die Behandlung eher eine zusätzliche Beschäftigung neben der Schule und den anderen Interessen. Ich habe damals nur auf den dauernden Druck meiner Eltern hin und um bei den mit Ihnen vereinbarten Terminen meine Ohnmacht gegenüber meiner Krankheit nicht eingestehen zu müssen, zugenommen.» Sie berichtet weiter, daß sie aus diesem Grund ihre Probleme selber in die Hand nehmen wollte und kommentiert diesen Schritt folgendermaßen: «Einerseits war ich froh, daß ich der Kontrolle meiner Eltern jetzt entzogen war, andererseits konnte ich meine starke Bindung zum Elternhaus nicht aufgeben... Von diesem Zeitpunkt an gefiel mir mein Zustand allmählich immer weniger. Auch belasteten mich die Regeln, die ich mir auferlegt hatte, immer mehr, weil sich alles mit der Zeit verfestigt hatte. Im November vorigen Jahres schloß ich mich einer Selbsthilfegruppe an. Die Gruppe hilft mir, meine Probleme besser zu erkennen, doch ich bezweifle, ob ich mich jemals wieder ganz von der Magersucht lösen kann...» Dazu ist zu sagen, daß wir damals noch keine Familientherapie durchführten, wenngleich wir mit den Eltern einige klärende Gespräche hatten. Wir trennten uns im gegenseitigen Einvernehmen. Wir hatten Carlas relativ oberflächliches Engagement und ihre geheimen Widerstände durchaus gespürt. Das KB hatte aber zumindest für uns die Erkenntnis gebracht, daß Carla relativ gesunde sthenische Tendenzen hatte, so daß wir ihren «Abbruch» als prognostisch eher günstig ansahen und den Eltern auch Mut zu diesem Schritt machten.

Zu Punkt (4)
Ein solches Therapieende ist zugleich ein Delegationsprozeß unsererseits. Wir sind dabei nach mehr oder minder langer, gemeinsamer Wegstrecke zu der Überzeugung gekommen, daß dem/der Kranken mit einer anderen Richtung besser geholfen werden könnte. Das bezieht sich in erster Linie auf Klinik-Einweisungen – sei es, daß das Gewicht zu sehr abgesunken ist oder daß der Prozeß aus anderen Gründen stagniert. Die untere Gewichtsgrenze, die der Internist noch für den ambulanten Weg tolerieren kann, liegt unterschiedlich niedrig. Es gibt da keine feste «Marke» (etwa die 40-kg-Grenze, wie wir es von manchen Einrichtungen gehört haben). Es hängt von vielen anderen Faktoren, u. a. den Kreislaufverhältnissen ab, wann der Internist eine ambulante Weiterbehandlung als nicht mehr für vertretbar hält. Weniger als 35 kg müssen kein absoluter Klinik-Einweisungsgrund sein. Umgekehrt kann die «40-kg-Marke» (oder mehr) dennoch – wenn andere ungünstige Faktoren im Spiel sind – zur Einweisung führen, etwa wenn eine ausgeprägte Bulimie mit exzessivem Erbrechen vorliegt.

Bei Patienten, die weiter weg wohnen, nehmen wir Überweisungen im allgemeinen eher vor, weil wir den weiten Weg als eine zusätzliche Belastung ansehen. So haben wir – beispielsweise bei besonders rigiden Familien-Systemen – auch Überweisungen in spezielle familientherapeutische Einrichtungen empfohlen. Oder wir verweisen auf eine körperbezogene Langzeit-Therapie, u. U. Musik-Therapie, wenn wir den Eindruck haben, daß hierfür eine spezielle Indikation vorliegen würde. G. Loos (1986) hat beispielhaft aufgezeigt, was sich mit präverbalen Kommunikationsmitteln ver-mitteln (unser Thema!) läßt.

4.6 Einige Zahlen

1983/84 führte eine Doktorandin* katamnestische Nachuntersuchungen bei uns durch. Leider konnte die Arbeit nicht abgeschlossen

* Frau D. Seidl, Göttingen, sei an dieser Stelle noch einmal herzlich für ihren engagierten Einsatz gedankt.

werden. Einige Daten stehen uns aber zur Verfügung, die wir hier kurz wiedergeben und kommentieren wollen.

Insgesamt 94 Fälle wurden zum damaligen Zeitpunkt nachuntersucht. Nach Abzug von einem Todesfall (Angelika), von 27 Abbrüchen oder Klinikeinweisungen, 6 Einmal-Konsultationen und 10 noch laufenden Therapien blieben 50 abgeschlossene Behandlungsfälle übrig, die katamnestisch durch Fragebogenerhebungen, persönliche Interviews und Telefongespräche erfaßt wurden. Die Fragebögen wurden zu 88 % beantwortet, durch zusätzliche telefonische Interviews ergaben sich insgesamt 96 % Rückmeldungen.

Die durchschnittliche Katamnesendauer betrug drei Jahre und vier Monate. Die Behandlungsdauer erstreckte sich auf durchschnittlich 17,6 Sitzungen pro Patient während eines Zeitraumes von rund einem Jahr. Das durchschnittliche Ausgangsgewicht betrug 42,1 kg, bei Therapieende 47,1 kg, bei Katamnesenerhebung 53,8 kg. Das Ausgangsgewicht hatte sich insgesamt um 11,7 kg verbessert. Die Menstruation war bei allen (mit zwei Ausnahmen) zu dem Zeitpunkt wieder eingetreten.

Bei aller Skepsis gegenüber Zahlen lassen sich u. E. hier zwei Tendenzen erkennen: 1. Die Kurzzeit-Therapie mit 17,6 Sitzungen/Patient bei relativ langer Behandlungs-Zeit (einem Jahr im Schnitt). 2. Daß das Gewicht bei Therapieende sich deutlich unter dem befand, was bei der späteren Katamnesenerhebung eruiert werden konnte. Es ist unmittelbar abzulesen, wie wichtig uns der langsame Gewichtsanstieg ist (mögliches Vermeiden des Kippens in die Bulimie und auch, um den Kranken Zeit einzuräumen, in ihre neue Gestalt hineinzuwachsen). Das nachträgliche Ansteigen der Gewichtskurve war bewußt vorauskalkuliert. Es spiegelt unsere Tendenz, die Kranken, wenn möglich, auch dann in die Eigenverantwortung zu entlassen, wenn das «Ideal-Gewicht» noch nicht erreicht ist, wenn wir aber merken, daß sie auf dem Weg dahin sind. Insofern dürften sich diese Daten von denen einer klinischen Katamneseerhebung wohl unterscheiden.

Wir hatten zum damaligen Zeitpunkt rund 50 Kontroll-Vergleichsfälle, die sich aus «Abbrechern» und anderen Kranken rekrutierten, die bei uns nur durch schriftliche Anfragen in Erscheinung getreten waren. Was uns bei der Kontrollgruppe auffiel, war der Unterschied der Todesrate. Außer dem einen Todesfall (Angelika), von dem wir berichtet haben, gab es bei uns keinen weiteren tödlichen Ausgang. Bei der zahlenmäßig gleich großen Kontrollgruppe waren es hingegen fünf Todesfälle. (Das entspricht 10%.)

Während in den ersten Jahren rund die Hälfte unserer Patienten vorher – ohne Dauererfolg – in klinischer Behandlung gewesen war (es waren damals überwiegend Anorektikerinnen), sieht das heute anders aus. In den letzten Jahren haben wir überwiegend mit Bulimikerinnen zu tun, von denen nur etwa ein Drittel vorher klinisch oder ambulant behandelt worden war. Das dürfte z. T. daran liegen, daß Bulimikerinnen eine besonders hohe Schamgrenze* haben und ihre Eß-Gewohnheiten zu verbergen trachten, ferner daß sie nicht selten fast normalgewichtig sind und von daher weniger auffallen; drittens sind sie in der Regel älter, d. h. sie wohnen z. T. außerhalb des Elternhauses. Damit ergibt sich eine Einweisung durch die Eltern seltener als bei den in der Regel meist jüngeren Anorektikerinnen.

Im Früh-Sommer 1988 – bei Abschluß des Buch-Manuskriptes – betrug die Gesamtbilanz 171 Fälle. Von diesen mußten wir insgesamt 19 Klinik-Einweisungen durchführen, und es gab 36 Abbrüche. Eine erneute statistische Zusammenstellung über Behandlungszeit, Gewicht usw. wurde nicht wiederholt; es dürfte sich dabei nichts Wesentliches verändert haben.

Was aus den Zahlen nicht hervorgeht, sind die von uns schon genannten Probleme der «Reststörungen» im Bereich des Selbstwert-Erlebens, die sich nicht «rest»-los konsolidieren ließen. Wir möchten deswegen lieber von *Krisen-Interventionen* sprechen als von Heilungen. Es ist uns dabei wesentlich, daß die Patienten mit ihren *Problemen besser umgehen* können, *nicht*, daß sie *keine Probleme mehr haben*. – Mit diesem Resümee leiten wir zum letzten Abschnitt des Buches über:

---

* Das narzißtische Erleben der Scham ist von Kohut (1971) und Wurmser (1987) besonders hervorgehoben worden. Letzterer betont besonders das immer anzutreffende Gegensatzpaar: Trennungsschuld versus Abhängigkeitsscham.

4.7 Akzeptieren des Mittelmaßes – eine Utopie?

Wie schwer Magersüchtigen das Akzeptieren eines «Mittelmaßes» fällt, das mit der Vorstellung von Bedeutungslosigkeit kontaminiert wird, läßt sich u. a. aus dem hohen Widerstandspegel ablesen, der bei solchen Maßnahmen erkennbar wird, die das gewünschte, aber noch gefürchtete Zurückkehren zur Normalität nach sich ziehen könnten. Das Aufgeben der Grandiosität im großen wie im kleinen löst (fast) immer massive Irritation und Ängste aus. (Wir wiesen schon darauf hin, daß auch in der «Minderwertigkeit» Grandiositäts-Phantasien des Besonderen stecken – das «Schlechte» ist immer noch das «Bessere» – als die normale Nichtigkeit.) Die «gespaltene Identität» mit ihren Polarisierungen (unabhängig, ob man sie im Rahmen der unterschiedlichen Narzißmus-Konzepte als frühen Abwehr-Mechanismus des «Ich» interpretiert oder nicht) – sie ist eine Bastion, die mit ungeheurer Energie «verteidigt» wird. Selbst (scheinbar) einsichtige und sichtlich an ihrem Kontrollverlust leidende Bulimikerinnen schrecken dann doch vor dem letzten Schritt (z. B. Klinikeinweisung, Partnertherapie), d. h. einer möglichen Normalisierung zurück, obwohl sie diese andererseits herbeisehnen.

Wir möchten unsere Ausführungen zu diesem Paradoxon mit einigen sehr persönlichen Patienten-Zitaten kommentarlos abschließen. Es ist immer dasselbe Thema, aber recht unterschiedlich in den jeweiligen Zwiespältigkeiten variiert – eindrückliche Dokumente für die – vergebliche? – Suche nach dem rechten Maß.

Kürzlich suchte uns eine ehemalige Patientin auf, die sich vor einiger Zeit in einem Brief eigentlich «mit einer roten Schleife schmücken wollte», um uns zu sagen, daß sie nun wirklich und endgültig ganz in Ordnung sei. Aber inzwischen habe sie gemerkt, daß es doch nicht so perfekt mit der Normalität sei. Dann und wann bekäme sie nochmal die alten «Anwandlungen». «Perfektion als Normalität» – das schien akzeptabel. Erst bei ihrem Bericht merkte sie, daß das auch eine Rückkehr zu ihren alten Größen-Phantasien beinhaltete, und sie nahm einsichtig Abschied von der symbolischen «roten Schleife» ... bis zur nächsten Anwandlung? Sie war sich nicht sicher.

Eine andere, frühere Patientin schreibt: «Es hat sehr lange gedauert, bis ich Körper und Geist wieder etwas näher zusammenbringen konnte... Als ich aber einen Examens-Termin absagen mußte... stürzte meine ‹Über-Philosophie› wie ein Kartenhaus zusammen. Ich habe in dieser Situation eine große Parallele zu der Zeit gespürt, als ich von der Magersucht zur Freßsucht überwechselte. In beiden Fällen hatte ich das Gefühl, daß all das, was ich meinem Körper bzw. meinem Geist verboten hatte, die Zwänge, die ich mir angelegt hatte, nun wie eine fremde Macht über mich hereinstürzten und in das totale Gegenteil umschlugen... Ich fange jetzt langsam an, das Loch, das das Zusammenbrechen meiner ‹Magersucht-Philosophie› hinterlassen hat, mit etwas Neuem auszufüllen, aber ich stecke noch sehr in den Anfängen. Ich weiß nicht, ob ich es schaffe, je wieder ganz normal zu sein...»

Eine weitere Variation:
«Ich habe so reine Ideale, daß ich sie in der Welt, wie sie ist, weder anzubringen, wiederzufinden, noch aus eigener Kraft ihr etwas entgegenzusetzen vermag. Bis jetzt gelingt es mir einfach noch nicht, zu verschmelzen mit dem Leben der Welt... weil ich mich nicht hineingeben kann bzw. will... Aus eigener Kraft Schritte zu tun, fällt mir sehr schwer, obwohl ich oft schon eine lockende, reizvolle, mögliche Zukunft entwickele... Dennoch meine ich mich nach jedem Höhenflug am Ausgangspunkt wiederzufinden, beziehungs- und konsequenzlos. So lebe ich in ständigem Auf und Ab, sowohl stimmungs- als auch körpermäßig (das bedingt sich gegenseitig sehr stark), so daß ich nicht wirklich unglücklich, aber auch nicht glücklich bin. Ich will versuchen, alle Hoffnung und Kraft, die ich nach außen richte, in mich selbst zurückzuholen. Nicht mehr auf das Leben warten, sondern das Leben leben.»

Zum Abschluß dieser Reihe noch einmal einige Zitate von Corinna. Sie hat uns inzwischen mit unseren eigenen Waffen geschlagen, weil sie beharrlich alle Vorschläge für eine Nachbehandlung ablehnte, um ihren «Eigen-Sinn» selber zu entwickeln und die Probleme in «den eigenen Griff zu kriegen». Inzwischen fühlt sie sich, «was das Essen betrifft... wirklich als erfolgreich» und kennt «keine Tabu-Speisen mehr; Butter war die letzte Bastion». «Selbstüberzeugtes Auftreten» fällt ihr hingegen noch immer schwer. «Ich fühle mich am wohlsten, wenn mein Licht klein und unbemerkt unterm Scheffel leuchten kann... Ein bißchen Bedeutung ist gerade so viel, wie ich aushalten kann, ohne mich dafür strafen* zu müssen.»

Corinna schließt diesen Brief mit dem Satz: «Vielleicht habe ich als ‹Extremistin› nur noch eine zu extreme Vorstellung von ‹Mitte›, um zu erleben, daß ich mich längst darin bewege?»

4.8 Zusammenfassung

Mit unserem Arbeitstitel «Die Angst vor dem Mittelmaß» haben wir zugleich unser wesentliches Therapie-Ziel umrissen, d. h. zu versuchen, die Angst «wahr»zunehmen, in einen gewissen Zusammenhang einzuordnen und – schließlich – weniger «ängstlich» mit ihr umzugehen. Angstminderung ist auch für Therapeuten wichtig; es galt daher, die verwirrend doppelläufigen Erfahrungen in einem theoretischen Fundament solide zu verankern.

Wir haben versucht – was hier nur sehr vereinfacht wiedergegeben werden kann – eine metapsychologische Sichtung und Verstehbarkeit der Verhaltensweisen von Magersüchtigen vorzunehmen und sind schon früh auf das Narzißmus-Konzept gestoßen.

Richtiger müßte man von *den* Narzißmus-Konzept*en* sprechen, deren Hauptrepräsentanten Kernberg, Kohut und Grunberger sich zwar im wesentlichen einig sind über die phänomenologischen Auffälligkeiten, deren konzeptuelle Vorstellungen über die Entstehungsbedingungen und zeitlichen Zusammenhänge allerdings immer noch und immer wieder kontrovers diskutiert werden.

Anhand unserer eigenen Beobachtungen tendieren wir z. Z. am ehesten zu Kernbergs Auffassung, die – uns hier vor allem interessierenden – Spaltungsmechanismen als Abwehrfunktion zu verstehen und in ihren Ursprüngen – im Zusammenhang mit den Objektbeziehungstheorien* – in eine *sehr frühe Zeit* zu datieren.

Die Abwehrfunktion des Spaltungsgeschehens meinen wir u. a. auch und gerade in der «Angst vor dem Mittelmaß» zu erkennen. Das Mittelmaß wird *von uns* durchaus positiv interpretiert im Sinne einer zwischen Himmel und Hölle liegenden Mitte, inklusive der leiblichen Mitte bis zum mittelmäßigen Umfang! Wenn die *Spaltung von Magersüchtigen* (fast) um jeden Preis aufrechterhalten werden «muß», so meinen wir, bestimmte Äußerungen so interpretieren zu können, daß dadurch die besonders «heiligen» (idealisierten) Anteile von den bösen «Verunreinigungen» (die ja nur in einem mittleren Bereich stattfin-

---

* Wenn man schon der schlechten körperlichen Seite verfallen ist, kann man sich doch «geistig»-moralisch durch Selbstbestrafen, Erniedrigen oder intensive Scham den Platz auf der guten Seite zurückerobern...

* Dies ist wiederum in einem weiteren, familiär-kollektiv tradierten Kontext zu sehen...

den können) geschützt, getrennt gehalten werden sollen. In der Mitte leben bedeutet ja, das Böse und das Gute «gleich-wertig» in einem dialogischen Sowohl-als-auch-Prozeß zuzulassen – ein diametraler Gegensatz zu den Auf- und Abwertungen mit den Verleugnungen des realistischen «Mittelmaßes», wie es Magersüchtige zu tun pflegen.

Das Mittelmaß ist aber – so scheint es uns – nicht nur als Grauzone der möglichen Vermischung gefährlich. Es hat ja auch einen in unserem Sprachgebrauch häufigen Charakter von «Mittelmäßigkeit» im Sinne des Gewöhnlichen, Normalen, und das wird von den puristischen Magersüchtigen gleich bis zur Bedeutungslosigkeit herabgewertet. (Sicher z. T. auch wegen der von ihnen implizit dorthin projizierten «schlechten» Anteile.) Zugleich – das macht es so komplex – ist «das Normale» auch deshalb ein Angstfaktor für Magersüchtige, weil sie sich im narzißtischen Bedürfnis nach Besonderheit als «normale Mitläufer» nicht genügend abgrenzen können. (Der «Pusteblumenaspekt»: nichts macht mehr Angst, als normal zu sein.)

Der therapeutische Umgang mit «der Angst vor der Mitte» hat bei uns einige Schwerpunkte gesetzt. Durch das Setting zweier Therapeuten, die «gleichwertig» für Leib und Seele (+ Geist) zuständig sind, werden die uns auf- und abwertenden Spaltungen und Zuschreibungen von vornherein annulliert. Die Psychotherapeutin bedient sich obendrein einer Methode, die über den Geist auch den Leib zum «Ansprechpartner» macht: das Autogene Training.

Das wichtigste Instrument für die individuelle Psychotherapie ist allerdings das KB, dessen Funktionen hier noch einmal kurz resümiert werden sollen.

Die «katathymen Bilder» haben gezeigt, daß die «alexithymen Magersüchtigen» in der unbewußten Tiefe durchaus ein Wissen um den «Sinn» ihrer Ängste und Zwiespältigkeiten haben. Es muß nur der Schlüssel gefunden werden, um das Un- und Vorbewußte ins Bewußtsein heben zu können. Pahl (1980) hat es einmal so ausgedrückt: «Der Tagträumer schafft sich selbst seine subjektive innere Konkretisierung des Nicht-Faßbaren.»

Mit der Möglichkeit, nicht nur Bilder, sondern auch Körpergefühle und starke Affekte zu erleben, erweist sich das KB als ein Medium, das tiefverschüttetes Material zu wecken vermag. In der therapeutischen Auseinandersetzung kann es dann auch zu einer Integration des abgespaltenen «Bösen» führen.

In der bei uns überwiegend praktizierten Form der Kurztherapie, einer Art Krisenintervention, werden die tiefen Selbstwertstörungen in der Regel jedoch nicht «geheilt», es wird vielmehr eine andere Form des Umganges damit initiiert.

Die seit einiger Zeit eingeführte «Intervall-Therapie» mit der Möglichkeit, sich zu einem späteren Zeitpunkt bei *eigener* Motivation an einen KB-Gang in die Tiefe zu wagen, ist jedoch eine Chance, das, was im ersten Anlauf nicht zu bewältigen war, in einem neuen Durchgang doch noch zu be*wel*tigen, wie G. Loos den Weg zur Ganzheit in der Welt einmal bezeichnet hat.

Der Weg zum Ganzsein zwischen den gespaltenen Polaritäten Abhängigkeit/Autonomie, Leib/Geist, Macht/Ohnmacht, Fasten/Fressen oder ganz global: gut und böse kann über viele metaphorische KB-Brücken gefunden werden: die Bach-Überquerung zum anderen Ufer, den Abstieg vom Berg in die Niederungen, das eigene Haus zu finden, was auch den eigenen Körper symbolisieren kann. (Meistens bedeutet das Haus bei Magersüchtigen allerdings noch das Elternhaus, und dann gilt es erst einmal, den eigenen Raum, die eigenen Grenzen zu entdecken; d. h. auch sich vom Elternhaus, der Verschmelzungsenge, zu trennen.)

Das leitet zum anderen Teil der Pychotherapie über, dem der familientherapeutischen Interventionen. Wir haben – vor allem bei jüngeren Patienten – öfter erfahren, daß das KB in seinen individuellen Möglichkeiten nicht oder nur kurzfristig «zum neuen Ufer» führte, z. B. dann, wenn das Familien-System nicht in der Lage war, den designierten Patienten freizugeben.

Ohne eine interpersonelle «Lösung» aus der gegenseitigen Verklammerung ist eine intrapersonelle Entfaltung aber nicht oder nur ungenügend möglich. Der Brief einer Patientin, welche die Individual-Therapie nur zum wechselseitigen Macht- und Ohnmacht-Spiel mit den Eltern benutzte, ist ein Beweis für die Blockierungsmöglichkeit, eines (damals von uns noch nicht) beachteten systemischen Widerstandspotentiales. Wir haben aus dieser Erkenntnis die Konsequenz gezogen, verschiedene familientherapeutische Interventionen, die wir z. T. modifizieren mußten, in unser «Programm» aufzunehmen.

Wir sind manchmal gefragt worden, warum wir nicht ganz auf systemische Interventionen übergegangen sind. Nun, die Auseinandersetzung mit der systemischen Sichtweise brachte zunächst viele Wahrnehmungs- und Denkmuster ins Wanken. Ehe wir uns in dem neuen Paradigma einigermaßen sicher fühlten, waren wir froh, wenigstens ein Standbein auf «solidem Boden» behalten zu haben. So kam es zu einer allmählichen Assimilation des «Zirkulären» in die vertrauten «linear-kausalen» Strategien. Inzwischen glauben wir, daß es – gerade bei einer zwiespältigen Klientel – gut sein kann, wenn man beide Sichtweisen in ihrer komplementären Ergänzung einsetzen kann.

Das vertraute KB-Werkzeug fand glücklicherweise auch im systemischen Arrangement einen Platz. Um beispielsweise besondere Verknotungen eines Sub-Systems gezielter lösen zu können, entwickelte die Psychotherapeutin das Paar-KB. Durch den getrennten Gang um einen gemeinsam gefundenen See konnten die dialogischen versus dualistischen positiven oder negativen Qualitäten von Nähe und Distanz (Geborgenheit–«Klammer» versus Freiheit–Verlassenheit) in kleinen Schritten erfahren werden und Veränderungen nach sich ziehen.

Der systemische Blickwinkel brachte uns über die speziellen familien-therapeutischen Maßnahmen hinaus, aber auch für das gemeinsame «System: Klessmanns versus Magersuchtfamilie» metakommunikative Erkenntnisse, die den Umgang mit der doppelbödigen Materie sehr erleichtert haben.

Unser Ansatz ist einer von vielen möglichen Wegen, auf die wir zu Beginn dieses Kapitels schon hingewiesen haben. Ob «kompliziert, geeignet, polypragmatisch» – welches Attribut andere auch immer finden mögen – für uns ist es *wichtig*, daß wir uns wohl und zunehmend sicher in den jeweiligen Rollen fühlen. Das – so scheint uns – ist ein Faktor, der wissenschafts-theoretisch relativ wenig diskutiert wird, atmosphärisch jedoch für die Begegnung mit Magersüchtigen durchaus Bedeutung haben kann.

Es schließt nicht aus, sondern ein, daß es Stunden der Unsicherheit gab und gibt, Zweifel, die uns veranlaßt haben, das Konzept immer wieder zu hinterfragen und gegebenenfalls zu verändern. D. h. auch, die eigene Begrenztheit, das «eigene Mittelmaß» zu tolerieren – mit anderen Worten, das, was wir unseren Patienten «zumuten», selbst zulassen zu können.

Literatur

Balint, M.: Therapeutische Aspekte der Regression. Die Theorie der Grundstörung. Klett, Stuttgart 1970.

Barz, H.: Zeitgeist und die Dynamik des Unbewußten. Praxis Psychother. Psychosom. *31*, 169, 1986.

Bassøe, H. H.; Eskeland, I.: A prospective study of 133 patients with anorexia nervosa. Treatment and outcome. Acta psychiat. scand. *65*, 127, 1982.

Bateson, G.; Jackson, D. D.; Haley, J.; Weakland, J. H.: Toward a Theory of Schizophrenia. In: Behav. Sci. *1*, 251, 1956.

Battegay, R.: Die Hungerkrankheiten. Huber, Bern 1982. S. Fischer, Frankfurt 1987.

Blanck, G.; Blanck, R.: Angewandte Ich-Psychologie. Klett-Cotta, Stuttgart 1978.

Boskind-Lodahl, M.; Sirlin, J.: Frauen zwischen Freß- und Magersucht. Psychol. Heute, *3*, 70, 1979.

Bruch, H.: Der goldene Käfig. S. Fischer, Frankfurt 1980.

Buddeberg, C.: Behandlungsabbruch – erfolglose Kurztherapie? Psychother. Psychosom. *5*, 221, 1987.

Bußmann, M.: Frauen zwischen der reinen Maria und der sündigen Eva. Die Neue Ärztliche, *218*, 16, 1987.

Corboz, R. J.; Gnos, P. U.: Der Dreibaumtest in der Volksschule. Acta paedopsychiat. *46*, 83, 1980.

Emmens, J. A.: «Eins aber ist nötig» – Zu Inhalt und Bedeutung von Markt- und Küchenstücken des 16. Jahrhunderts. In: Album Amicorum. J. A. van Gelder, Den Haag, 1973.

Fichter, M. M.: Magersucht und Bulimia. Springer, Berlin/Heidelberg 1985.

Grosjean, A.: Toward an Interpretation of Pieter Aertsen's Profane Iconography. Konsthistorisk Tidskrift *43*, 121, 1974.

Grunberger, B.: Vom Narzißmus zum Objekt. Suhrkamp Taschenbuch, Frankfurt 1982.

Habermas, T.: Aspekte der sozialkognitiven Entwicklung junger pubertätsmagersüchtiger Mädchen – Eine theoretische Analyse und illustrative Untersuchung. Dipl.-Arbeit am Psychol. Institut d. Univ. Heidelberg 1984.

Hartmann, H.: Ich-Psychologie, Klett, Stuttgart 1972.

Jaedicke, H. G.: Bernhard von Clairvaux. Versuch eines Persönlichkeitsbildes. In: W. Blankenburg (Hrsg.) Kerygma und Melos. Bärenreiter, Kassel 1970.

Jakobson, E.: Das Selbst und die Welt der Objekte. Suhrkamp, Frankfurt 1974.

Kernberg, O.: Borderline-Störungen und pathologischer Narzißmus, Suhrkamp, Frankfurt 1978.

Klein, M.: Das Seelenleben des Kleinkindes und andere Beiträge zur Psychoanalyse. Rowohlt, Reinbek 1972.

Kleßmann, E.: Anorexie – «das heilige Fasten». Schlesw.-Holst. Ärztebl. *10*, 626, 1985.

Kleßmann, E.; Kleßmann, H. A.: Ambulante psychosomatische Kombinationsbehandlung der Anorexia nervosa unter Einsatz des Katathymen Bilderlebens. Z. Psychosom. Med. Psychoanal. *21*, 53, 1975.

Kleßmann, E.; Kleßmann, H. A.: Anorexia nervosa – eine therapeutische Beziehungsfalle. Prax. Kinderpsychol. *7*, 257, 1983.
Kleßmann, R.: Die Sprache der Bilder. Realität und Bedeutung in der niederländischen Malerei des 17. Jahrhunderts. Ausstellungskatalog, Herzog Anton Ulrich-Museum, Braunschweig 1978.
Kohut, H.: Narzißmus. Eine Theorie der psychoanalytischen Behandlung narzißtischer Persönlichkeitsstörungen. Suhrkamp, Frankfurt 1971.
Lasch, Chr.: Das Zeitalter des Narzißmus. Deutscher Taschenbuch-Verlag, München 1982.
Laurén, K.: In: Psychosomatic diseases in childhood. Sven Jerring-Symposium, Stockholm 1983.
Leuner, H.: Katathymes Bilderleben, Unterstufe. Thieme, Stuttgart 1970.
Leuner, H.: Lehrbuch des Katathymen Bilderlebens. Huber, Bern 1985.
Loos, G.: Spiel-Räume. Musiktherapie mit einer Magersüchtigen und anderen frühgestörten Patienten. G. Fischer, Stuttgart/Bärenreiter, Kassel 1986.
Lusseyran, J.: Das Leben beginnt heute. Klett-Cotta, Stuttgart 1976.
Mahler, M. S.; Pine, E.; Bergmann, A.: Die psychische Geburt des Menschen, Symbiose und Individuation. S. Fischer, Frankfurt 1978.
Minuchin, S.; Rosman, B. L.; Baker, L.: Psychosomatische Krankheiten in der Familie. Klett, Stuttgart 1981.
Mitscherlich, M.: Erinnerungsarbeit. Psychoanalyse der Unfähigkeit zu trauern. Fischer, Frankfurt 1987.
Müller, W.: In: Die Sprache der Bilder. Ausstellungskatalog, Herzog Anton Ulrich-Museum, Braunschweig 1978.
Pahl, J.: Über narzißtische Entwicklungslinien während des Katathymen Bilderlebens. In: H. Leuner (Hrsg.) Katathymes Bilderleben in Theorie und Praxis. Huber, Bern 1980.
Rohde-Dachser, Chr.: Von der Spaltung zur Ganzheit. In: Hartmann–Kottek–Schroeder (Hrsg.): Spaltung und Ganzheit. Kösel, München 1988.
Schadewald, H.: Medizingeschichtliche Betrachtungen zum Anorexie-Problem. In: J. E. Meyer; H. Feldmann (Hrsg.) Anorexia nervosa. Thieme, Stuttgart 1965.
v. Scheidt, J.: Fasten. Psychol. Heute. *4*, 21, 1984.
Selvini-Palazzoli, M.; Boscolo, L.; Cecchin, G.; Patra, G.: Paradoxon und Gegenparadoxon. Klett-Cotta, Stuttgart 1977.
Selvini-Palazzoli, M.: Magersucht. Klett-Cotta, Stuttgart 1982.
Sperling, E.: Die «Magersuchtfamilie» und ihre Behandlung. In: E. Meyer; H. Feldmann (Hrsg.) Anorexia nervosa. Thieme, Stuttgart 1965.
Spieker, F.: Hostien, Spenden und Geprellte. Religiöser Betrug in der Vorreformation – Der Fall der Anna Laminit. Damals, *9*, 811, 1987.
Spitz, R.: Übertragung und Gegenübertragung. Psyche, *10*, 63, 1956.
Stierlin, H.: Eltern und Kinder im Prozeß der Ablösung. Suhrkamp, Frankfurt 1975.
Stierlin, H.: Rücker-Embden, I.; Wetzel, N.; Wirsching, M.: Das erste Familien-Gespräch. Klett-Cotta, Stuttgart 1980.
Theander, S.: Anorexia nervosa. Acta psychiat. Scand. *214*, 29, 1970.
Weber, G.; Stierlin, H.: Familiendynamik und Familientherapie der Anorexia-nervosa-Familie. In: R. Meermann (Hrsg.) Anorexia nervosa. Enke, Stuttgart 1981.
Winnicott, D. W.: Von der Kinderheilkunde zur Psychoanalyse. Kindler, München 1976.
Wurmser, L.: Flucht vor dem Gewissen. Analyse von Über-Ich und Abwehr bei schweren Neurosen. Springer, Berlin/Heidelberg 1987.

Nachwort zur 2. Auflage

Die 2. Auflage des Buches gibt Anlaß, sich mit der ersten noch einmal auseinanderzusetzen. Soll man nach so kurzer Zeit schon Änderungen vornehmen? Wir möchten – außer einigen geringfügigen Korrekturen – das Bisherige unverändert stehenlassen. Aber *alles* so lassen stimmt insofern nicht ganz, als wir der Erstausgabe nicht «nichts hinzuzufügen hätten». So haben wir uns zu dem Kompromiß eines Nachworts entschlossen, in dem wir auch auf einige Fragen eingehen möchten, die uns dankenswerterweise gestellt worden sind und zum Teil neue Anstöße gaben.

Fragen und einige Widersprüche gab es beispielsweise zu unserer These, Anorexie und Bulimie der gleichen «Grundstörung» zuzuordnen. T. Habermas* resümiert dazu auf S. 15: «In der Revision des amerikanischen psychiatrischen Diagnoseschemas von 1987 wurde insofern ein Kompromiß gefunden, als die Diagnosen der Magersucht («Anorexia nervosa») und des Bulimie-Syndroms («Bulimia nervosa») voneinander getrennt bleiben, einander aber nicht mehr ausschließen.» Das Thema wird also weiterhin kontrovers diskutiert, obwohl sich auch Annäherungen zeigen. Da sich die Einwände ausschließlich aus dem klinischen Bereich rekrutierten, könnten wir uns vorstellen, daß das von uns ausführlich beschriebene «Kippen» (S. 22 ff.) in der Klinik seltener erfaßt wird. Wenn die Kranken dort (wieder) zu essen beginnen, wird das in der Regel als positives Zeichen gewertet, d. h., wenn das Normalgewicht erreicht wird, erfolgt auch die Entlassung. Was sich danach bei weiterer Gewichtszunahme abspielt, erfährt die Klinik meistens nicht. Bei unserem Vorgehen (das in der Regel einen längeren Zeitraum und die Nachbeobachtung einschließt) kann sich das Kippen in eine Bulimie daher leichter aufdecken lassen. Wir achten auch – inzwischen wach-

* Habermas, T.: Heißhunger. Historische Bedingungen der Bulimia nervosa. Fischer-Taschenbuch, Frankfurt 1990.

sam geworden – sehr bewußt auf diese Möglichkeit. Immerhin machen sowohl bei uns, als auch besonders bei ehemaligen Klinikpatientinnen, die sich hier zur Nachbehandlung einstellen, ungefähr die Hälfte der Kranken eine (mitunter nur leichte) bulimische Phase durch. Sie sind also «nur» von einer Maßlosigkeit in die andere gefallen. Da Bulimiker/innen auch, bei genauer Anamnese, nicht selten eine anfängliche anorektische Phase schildern, hielten wir es für berechtigt, nach einer gemeinsamen Wurzel beider Verlaufsformen zu suchen.

Frau Dr. G. Ottensmeier (Löhne) verdanken wir den Hinweis, daß man anstelle der «inneren Bühne KB» die äußere Bühne eines Szenokastens einsetzen kann. Auch dort würden sich die gespaltenen Welten so konstellieren, daß der Übergang von der einen zur anderen Seite szenisch erprobt werden könne. Ebenso kann natürlich auch anderes gestalterisches Material (Collagen z. B.) als Entwurf einer «neuen Wirklichkeit», wie Familientherapeuten sagen, genutzt werden.

Zum Thema Familientherapie stellte sich die Frage: Warum (nur) das «Paar-KB» und kein «Familien-KB»? In der Tat wird von der Autorin das Paar-KB eindeutig bevorzugt, u. a., um bewußt ein Subsystem herauszulösen (etwa die elterliche Eheebene). Beim Familien-KB kann es u. U. zu einer weiteren «Verwischung» der Strukturen kommen, wenn Eltern und Kinder zugleich im regressiven KB-Setting imaginieren und die Therapeutin zur «Supermutter» gerät, weil die Eltern auch in die Kindebene regredieren. Das möchte man natürlich vermeiden. Inzwischen ist die KB-Therapeutin aber der Meinung, daß sich ein Familien-KB doch – gezielt eingesetzt – zur Klärung konflikthafter Verflechtungen eignen kann. Es kann z. B. auch anschließend als «Anschauungsmaterial» für eine Familienskulptur (S. 95) verwendet werden. Besonders zu eignen scheint sich dabei das Motiv eines Hauses. Weber und Stierlin* sprechen in ihrem Vorwort von «Beziehungstüren» als Metaphern für (inadäquates) Eindringen, Sich-Isolieren, Sich-Abgrenzen. Aber auch die Zuordnungen im Haus, in seinen verschiedenen Räumen, können recht aufschlußreich sein. Zum Vorgehen: Die Familie sitzt beim gemeinsamen KB in lockerer Runde. Jeder entspannt sich mit geschlossenen Augen, so

---

* Weber, G., Stierlin, H.: In Liebe entzweit. Rowohlt, Reinbek 1989.

gut es geht. Dann versuchen die einzelnen Teilnehmer (zunächst jeder für sich), ein Haus zu imaginieren, das sie den anderen «vorstellen». Anschließend einigt sich die Familie auf eines der Häuser (dieser Prozeß kann sehr spannend sein). Sie werden nun aufgefordert, etwas darin zu unternehmen (z. B. kochen, den Tisch decken, abwaschen, Geburtstag feiern und dergleichen mehr). Häusliche Interaktionen, festgefahrene «Muster», können so durchschaut werden und Anstöße für neue Strategien geben.

Nach diesen praxisbezogenen Ergänzungen möchten wir den Nachtrag mit einem theoretischen Exkurs beenden. Wir entdeckten erst *nach* der ersten Drucklegung, daß Kernberg*, auf dessen Narzißmuskonzept unsere Ausführungen weitgehend basieren, fast wörtlich zum «Mittelmaß» sagt: ... Ihre größte Angst besteht darin, «durchschnittlich» oder «mittelmäßig» zu sein... (Bei uns, S. 124: Das Mittelmaß ... ist gefährlich ... nichts macht mehr Angst, als normal zu sein.) Wir meinen, nicht nur diese Übereinstimmung, sondern auch die vielfältigen Spaltungs- und Verschmelzungsphänomene in den KB-Bildern unserer Klientel können ein Indiz dafür sein, wie theoretische Konzepte mit pragmatischen Befunden zusammenpassen. Diese Konkordanz steht in gewissem Gegensatz zum gegenwärtigen Disput um die Gültigkeit der vor allem von Kernberg vertretenen «Theorie der Objektbeziehungen» mit dem darauf gründenden Konzept der «frühen Störungen». Rohde-Dachser**, die wir (teilweise stellvertretend für Kernberg) zu diesem Konzept zitiert haben (S. 40/41), ist im Rahmen der noch anhaltenden Diskussion in einigen Punkten auf kritische Distanz zu ihren früheren Aussagen gegangen. Das impliziert – «streng genommen» – daß auch wir unsere diesbezüglichen Äußerungen überprüfen müssen.

Wir möchten dazu folgendes anmerken: Wenn bei den neuen Überlegungen das prinzipielle Phänomen der *«Spaltungen»* zwar *nicht* bestritten wird, wohl aber dessen «frühe Entstehungsgeschichte», so machen die «archaischen» KBs (etwa von Anne, S. 30, 40, 41) in Hinblick auf diese Diskussion nachdenklich. Mit Rohde-

---

* Kernberg, O. F.: Pathologischer Narzißmus: Eine Übersicht. In: U. Rauchfleisch (Hrsg.) Allmacht und Ohnmacht. Huber, Bern 1987.

** Rohde-Dachser, C.: Psychoanalytische Theorien zur Entstehung der frühen Objektbilder ... In: G. Bartl, F. Pesendorfer (Hrsg.) Strukturbildung im therapeutischen Prozeß. Literas, Wien 1989.

Dachser sind auch wir der Meinung, daß «die Vielgestaltigkeit der (ganzheitlichen) ‹analogen› Welterfahrung (nicht) ins Prokrustesbett dichotomisch angelegter Wirklichkeitskonstruktion» gezwängt werden sollte. Die Gegenfrage aber, ob das Konzept der «frühen Störung» nun nicht mehr gelte oder ob es nur in seiner kategorialen Allgemeingültigkeit für die Säuglingsentwicklung revidiert werden müsse, wäre u. E. berechtigt.

Könnte man nicht auch umgekehrt fragen, ob «das Kind hier mit dem Bad ausgeschüttet» wurde? Könnten die archaischen KB-Bilder von Anne beispielsweise (die doch offensichtlich in die frühe Säuglingszeit zurückgreifen) nicht *wirklich*, d. h. primär, so «gespalten», so «verschmolzen» (= symbiotisch), so «verloren» (= ohne Objektkonstanz) *erlebt* worden sein? Ganz konkret (und vielleicht nicht nur) bei diesem «frühgestörten» Kind? Ist das immer und nur (wie es nun heißt) mit einer «nachträglichen ... Umcodierung ... in die binäre, symbolische Ordnung der Sprache» zu erklären? Schließt die eine Theorie die andere völlig aus?

Wir möchten diese Fragen bewußt offen lassen und sehen gegenwärtig keinen Änderungsbedarf im Sinn einer grundlegenden Revision, zumal sich für unser Therapiekonzept z. Zt. keine weiteren Konsequenzen daraus ableiten lassen. Wie immer man die KB-Aussagen *theoretisch* verankern möchte – für uns haben die unmittelbaren, authentischen Zeugnisse der Betroffenen mehr Gewicht, als jede noch so überzeugende Hypothese. Das heißt nicht, daß wir auf diese ganz verzichten wollen, zumal dann nicht, wenn sie sich als hilfreich ordnendes (nicht einengendes) Prinzip erweist, das im Behandlungssetting einen pragmatischen Sinn haben kann. Man sollte nur nicht vergessen, daß es sich um Denk*modelle* handelt, die nicht verabsolutiert werden dürfen. In diesem «Sinn» möchten wir unsere diesbezüglichen Ausführungen auch verstanden wissen.

Lemgo, März 1990 — Edda und Horst-Alfred Klessmann